孩子的自控力
90%可以靠食物提高

[日] 藤川德美◎著　佟　凡◎译

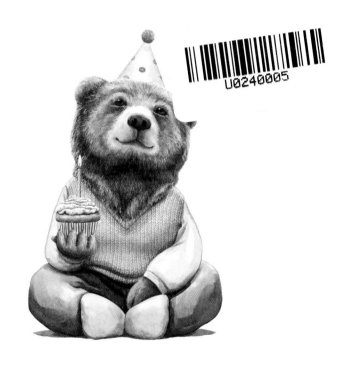

U0240005

北京科学技术出版社

著作权合同登记号　图字：01-2022-7019

图书在版编目（CIP）数据

　　孩子的自控力，90% 可以靠食物提高 /（日）藤川德美著；佟凡译 . — 北京：北京
科学技术出版社，2023.3
　　ISBN 978-7-5714-2761-0

　　Ⅰ . ①孩… 　Ⅱ . ①藤… ②佟… 　Ⅲ . ①食物疗法 　Ⅳ . ① R247.1

　　中国版本图书馆 CIP 数据核字（2022）第 251143 号

策划编辑：韩　芳
责任编辑：白　林
文字编辑：孙　建
图文制作：北京瀚威文化传播有限公司
责任印制：张　良
出 版 人：曾庆宇
出版发行：北京科学技术出版社
社　　址：北京西直门南大街 16 号
邮政编码：100035
电　　话：0086-10-66135495（总编室）
　　　　　0086-10-66113227（发行部）
网　　址：www.bkydw.cn
印　　刷：三河市华骏印务包装有限公司
开　　本：850 mm×1168 mm　1/32
印　　张：5
字　　数：104 千字
版　　次：2023 年 3 月第 1 版
印　　次：2023 年 3 月第 1 次印刷
ISBN 978-7-5714-2761-0

定　　价：52.00 元

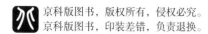

我们是糖分，住在大家最喜欢吃的零食、米饭、面包里。下面的漫画讲的是特别喜欢我们的小新的故事。

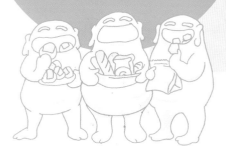

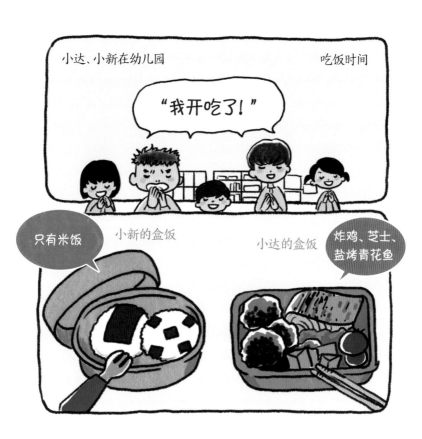

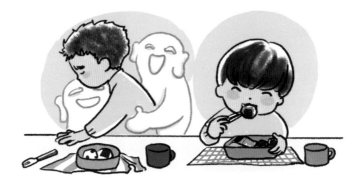

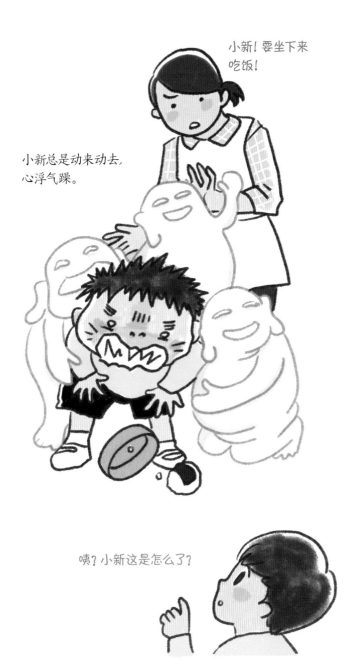

小新！要坐下来吃饭！

小新总是动来动去，心浮气躁。

咦？小新这是怎么了？

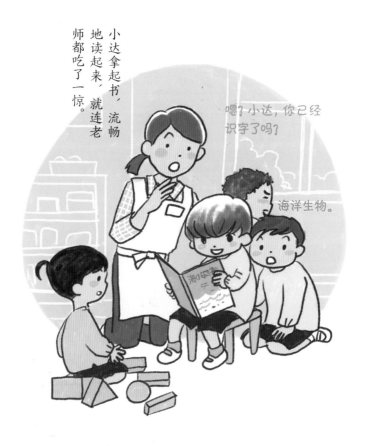

小达拿起书，流畅地读起来，就连老师都吃了一惊。

嗯？小达，你已经识字了吗？

海洋生物。

小新在小达身旁大吵大闹，始终无法安静下来。

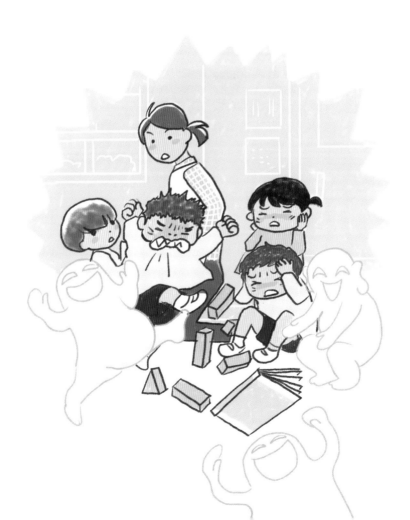

我的腿总是不由自主地抖

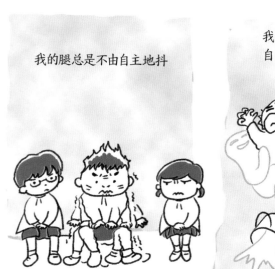

我还控制不住
自己的情绪

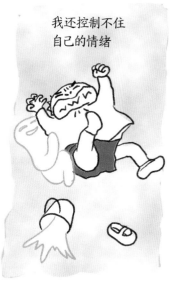

总是被家长和老师责备

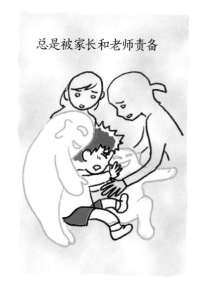

我不想再这样了

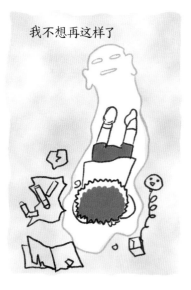

小达会静如处子

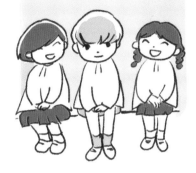

而且他头脑聪明

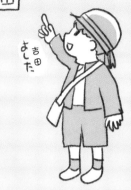

老师和同学经常夸赞小达

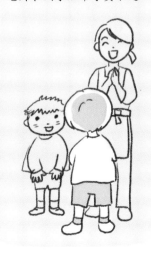

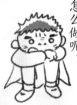

我想成为小达那样的人！可是要怎么做呢？

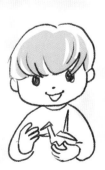

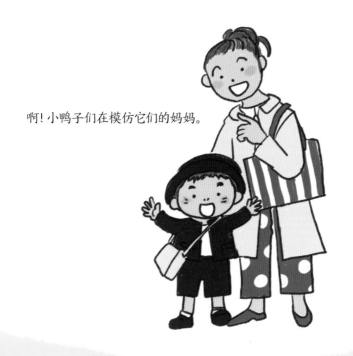

啊! 小鸭子们在模仿它们的妈妈。

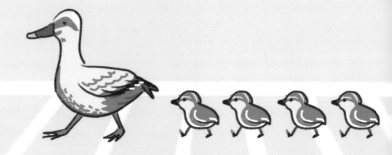

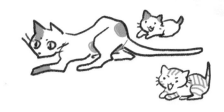

小猫咪们也在模仿妈妈，学习捕猎。

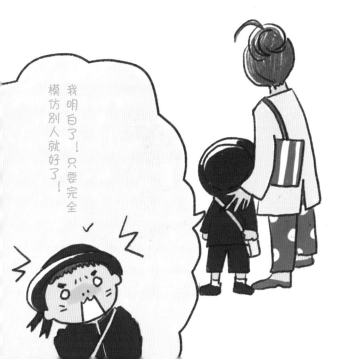

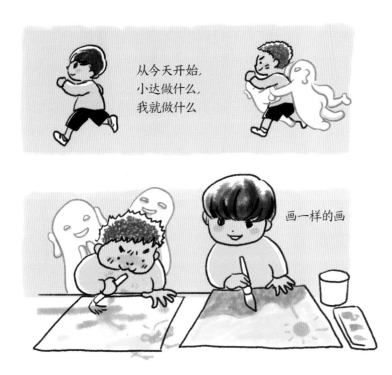

从今天开始，
小达做什么，
我就做什么

画一样的画

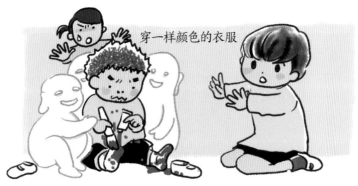

穿一样颜色的衣服

看一样的书

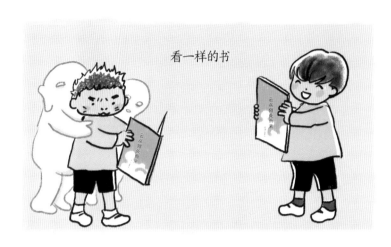

……我看不懂啊!

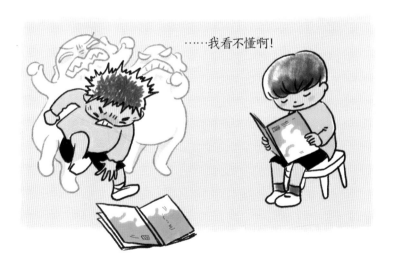

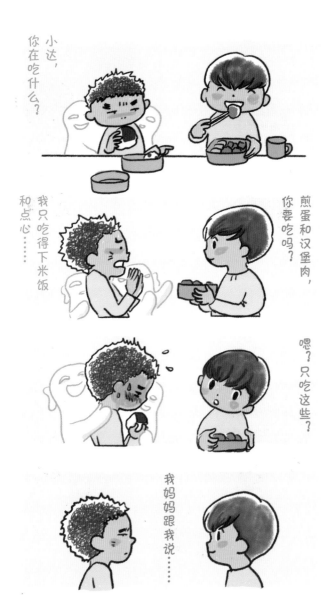

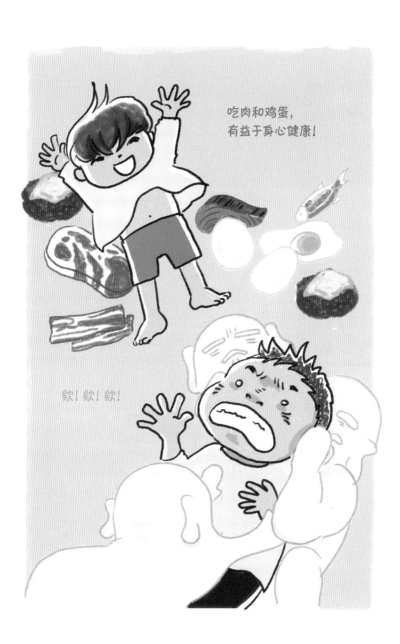

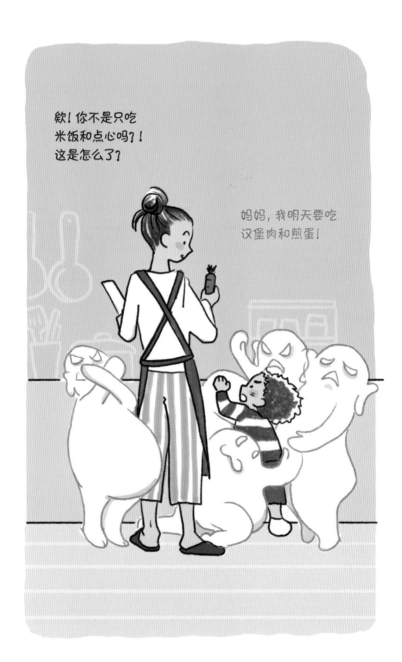

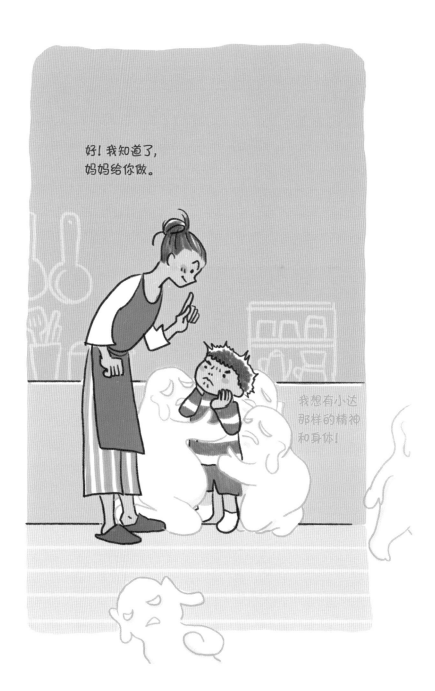

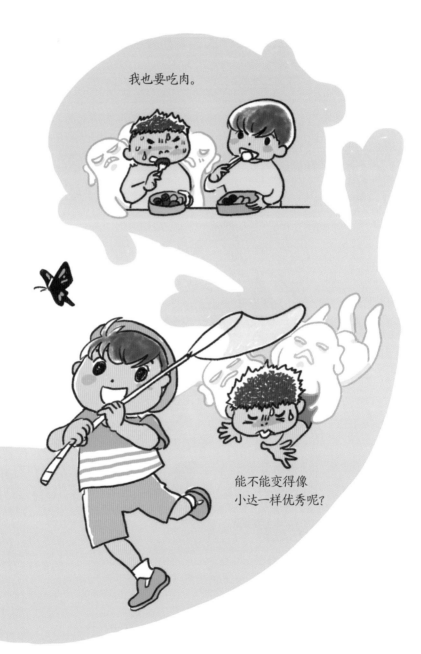

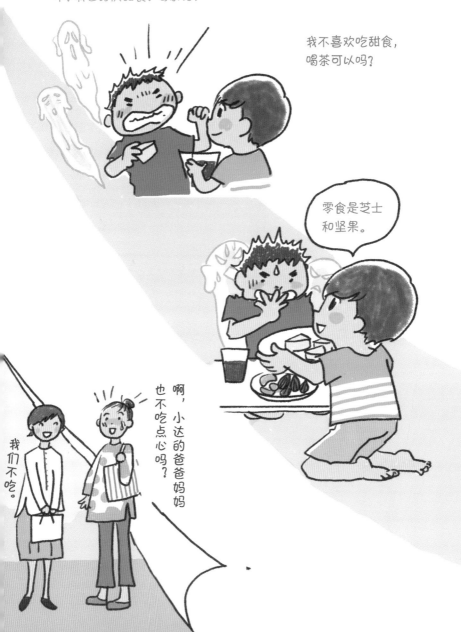

这样一来，嗯？

精神和身体都不一样了！

心里也不焦躁了！

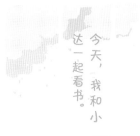

今天，我和小达一起看书。

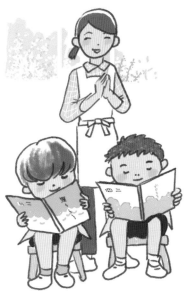

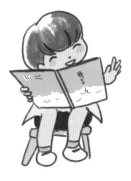

你的孩子有没有以下行为？

· 无法安静地坐好

· 早上起不来

· 严重偏食（或者挑食）

· 易疲劳

· 容易感冒

· 总是靠在某个物体上，动不动就躺下

· 体态不佳（直不起身子）

· 婴儿期时抬头和走路比较晚

· 说话晚（或者曾经晚）

和开头漫画里的小新一样，当孩子出现不明原因的问题行为和发育障碍，父母往往对此感到困惑，每日总是被弄得焦头烂额、手足无措，那么本书可为你答疑解惑、排忧解难，让你从容应对。

大家每日忙于育儿，能抽时间阅读此书实属难得，所以我会开门见山地说明本书要义。让大家知晓，如果你的孩子有符合选项的行为，你首先要做的就是改善孩子的营养。尤其是你觉得孩子这么小就要坚持吃药，实在是于心不忍。只要提高家庭饮食的质量，孩子的发育障碍性疾病问题就会逐渐得到改善。

"我明明很注意营养均衡的……"

"我家一直注重饮食健康。"

"我每天既要努力工作又要养育孩子，这些已经令我精疲力尽，不可能做出精致的饭菜！"

我仿佛已经听到了大家的反驳，不过我所说的"饮食的质量"并非大家常说的"营养均衡""饮食健康"或者"精致的饭菜"。

我所说的"饮食的质量"有两个要点：一是尽可能减少糖分的摄入量，二是摄入足量的铁和蛋白质。

铁和蛋白质的来源不仅是饮食，还可以来自蛋白粉和铁剂。对于"问题儿童"只需要控制其摄入糖分，增加铁和蛋白质的摄入就能减少问题行为，让在育儿问题中挣扎的父母得以解脱，家庭中便自然而然地会充满活力，笑声越来越多。

大多数父母一开始都持有这样的观点：既然发育障碍是一种"障碍"，就不可能仅仅通过改善饮食有所好转。然而，实际上很多父母和孩子对于营养疗法给身心带来的改善作用有着切身体会。

在孩子上幼儿园的时候，老师明明用温柔的语气说："这孩子虽然好动，有些静不下来，不过很有活力。"

孩子上了小学以后，老师会说："您的孩子没办法长时间安静地坐在椅子上听讲，以至于影响到我的授课。"并且建议你带孩子去专业机构咨询和做全面体检。根据智力测验的结果，有的孩子需要去医疗机构接受诊断。诊断后，医生会递来开具的药单说："孩子出现问题的时候，请再来就诊。"

只能依靠药物治疗吗？没有其他办法了吗？归根结底，药物真的能治愈孩子的病吗？

父母当然会产生此类困惑。可是，医院却没有对这些问题给出明确的答复，更准确地说，医院没办法给予答复。因为医生只对属于自己专业范畴的疾病提出建议，而对于其他问题爱莫能助。大家或许会感到意外，不过如果你知道在医学院上学的6年里学生们完全没有机会学习营养学的话，就不会觉得意外了。

我并不认为由于这个原因，医院做出的诊断和开具的处方完全没有意义。实际上，我也会根据治疗的需要给患者开药。

不过，我认为对于有注意缺陷与多动障碍（ADHD）等发育障碍的孩子不应该使用药物治疗，至于原因，我会在后文中详细阐述。

之所以如此笃定是因为我是一名精神科医生，开办和经营着广岛县的藤川心身医学内科诊所，主要治疗对象是受到情绪障碍、焦虑性障碍、睡眠障碍等心理疾病困扰的患者，治疗手段以营养疗法为主。

如果你认为这和你的孩子表现的症状不符，不想看本书了，还请稍等片刻。关于心理疾病的治疗，可以参阅我的上一部作品《你的抑郁，90%可以靠食物改善》。这一次，我希望告诉你的是在我对治疗抑郁症的研究过程中所发现的"质性营养失调有损身心健康"的科学诊断同样适用于孩子的发育过程。

接下来，本书将为大家介绍在"依靠药物"之前只有父母才能做到的事情。

目录

第1章　营养不良的孩子们

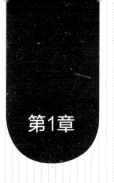

第1章

营养不良的孩子们

在出现发育障碍和问题行为的孩子数量不断增加的情况下，隐藏着严重的营养失调问题。

首先，我要向大家介绍的是孩子缺乏什么样的营养成分，为什么会缺乏，以及营养失调为什么会引发问题行为。

第1节

不断增加的孩子情绪问题和失控行为

发育障碍现象不断增加

最近，"10个孩子中就有1个有发育障碍问题"出现在有关网络新闻报道和某些书籍中。那么实际情况如何呢？

2012年，文部科学省①发布的调查结果显示，日本（岩手、宫城、福岛3县除外）公立小学及初中的普通学级②的53 882名在册学生（小学生35 892人，初中生17 990人）中，有可能存在发育障碍问题的人数占总人数的6.5%。

这个数字不是基于专家和医生的诊断，而是基于作为调查对象的学校老师们的判断。根据这一结果进行推算就会发现在30个人的班级中，可能有2名学生在学习或者行为方面存在某种问题。

---

① 文部科学省：日本中央政府中负责统筹日本国内的教育、科学技术、学术、文化和体育等事务的行政机关。
② 普通学级：身心发育基本正常的学生所在的学级，与特殊支援学级相对。

文部科学省还以公立小学及初中、义务教育学校及中等教育学校的前期课程为对象，实施了普通学级指导实施状况调查。从2017年5月文部科学省公布的《普通学级接受指导的学生数量变化》中可以看到，人数与前一年相比增加了10 635人，同比增长10.8%（2016年为98 311人，2017年为108 946人）。

各种障碍类型的人数均有所增加，分别为语言障碍768人、孤独症3 691人、情绪障碍2 768人、学习障碍（LD）2 002人、ADHD1 249人。这项调查在2006年仅以孤独症、LD、ADHD作为对象，2017年的调查结果与2006年相比，孤独症的人数增幅大约为5倍，LD约为12倍，ADHD则约为11倍。

另外，厚生劳动省①在2014年10月实施了一项调查，对象是日本各地的医院及诊所中的患者，于12月公布的"患者调查"结果显示，孤独症、阿斯佩格（Asperger）综合征、LD、ADHD等疾病的患者总数（推算）达到了195 000人。

---

① 厚生劳动省：日本负责医疗卫生和社会保障的政府部门。

发育障碍究竟是什么？

在正式阅读本书的内容之前，我首先为大家介绍让各位母亲烦恼的发育障碍的基础知识和不同类型发育障碍的特征，以帮助大家了解发育障碍。

发育障碍是指由于儿童大脑的某个部分发育不良，因此在其成长发育过程中表现出来的、对发育有较大影响的一系列症状。

发育障碍孩子的大脑发育存在缺陷，他们往往会学习吃力，与人交往时出现怪诞的思想和行为等，有发育障碍的孩子会感到"生活困难"，父母则会抱怨"孩子不好养育"。

不过，也有些孩子会因为自身存在发育障碍问题而拥有超常的能力。想必大家都听过或者看过名人的故事吧，他们中的一些人就存在因自己身心不协调而难以被周围人理解的情况。

因为以上特点，发育障碍会被置于身体障碍、智力障碍、精神障碍之间，普通人难以理解，并且由于发现较晚，得不到必要的支持治疗。2005年，日本开始施行《发育障碍者支援法》，其中对发育障碍的定义如下："发育障碍是指孤独症、阿斯佩格综合征及其他广泛性发育障碍（PDD）、LD、ADHD，以及其他在低年级时期出现症状的大脑功能障碍。"

第2节

隐藏的"质性营养失调"

隐藏在问题行为中的质性营养失调

关于不同类型发育障碍的特点，我会在后文中说明，本书将其中对社会生活产生不良影响的行为称为问题行为。

那么，关于发育障碍的基础知识的分享到此结束，让我们立刻进入正题吧。一句话，我要告诉大家的是，大多数问题行为都可以通过营养疗法得到改善。

大家有没有听过或者见过质性营养失调呢？拙作《你的抑郁，90%可以靠食物改善》的读者或许能够回忆起这个概念。如果没有读过，或许会产生疑问：在如今这个丰衣足食的时代还会出现营养失调吗？

听到"营养失调"，浮现在大家脑海中的恐怕是由于食物量太少而导致的"量性"营养失调吧？常见于对饮食极端讲究的女性及老年人，以及不得不忍受饥饿的孩子身上。

与此相对，虽然满足了人体所需的必要量，却由于摄入的营养成分不均衡导致身心不适，这种情况就叫作质性营养失调。因为质性营养失调与进食量无关，所以就算顿顿饱餐，甚至身体肥胖，依然有可能出现营养失调。

如果你因为孩子的问题行为而感到困扰，那么或许就不是"有可能出现"，而是"已经出现"。因为质性营养失调是指**"糖分过剩+缺乏蛋白质+缺乏脂肪酸+缺乏维生素+缺乏矿物质"**，如果你对现代普通家庭的饮食生活有深入的了解，那么就会对质性营养失调这一普遍的社会现象不足为奇了。

第3节

90%的孩子都缺乏蛋白质和铁

九成日本人缺乏蛋白质和铁

虽说如此，每天都用心思考均衡饮食的母亲们或许依然会存有疑虑，她们会问："每天的主菜有鱼有肉，也不行吗"？

先搁置这个问题，我先给大家讲一讲蛋白质，然后你就会茅塞顿开。

简单来说，蛋白质是人体不可或缺的"材料"。皮肤、头发、指甲，以及肌肉、血管、脏器的主要成分都是蛋白质。

不仅如此，蛋白质还参与人体内各种形式的生命活动并在其中发挥作用，如在血液中运输营养成分，作为代谢酶而成为人体内化学反应的介质，等等。人体中大约有70%的水，以及大约20%的蛋白质。

从食物中摄入的蛋白质在人体内不断代谢，分解与合成皮肤和骨骼。肝脏大约每两周、肌肉大约每180天会更新一半蛋白质。这就好比用底部有洞的水桶储藏蛋白质，每天都需要持续补充足够的量。蛋白质无法储存在人体内，所以每天都必须摄入足够的量，才能维持人体正常生理活动。

在这里，"足够的量"具体指的是以体重为参数，人体每天需要摄入的蛋白质的量为"体重（kg）×1g"，可以这么理解，一个体重20kg的孩子每天需要摄入20g的蛋白质。

依此类推，人的体重为40kg需要摄入40g，50kg就需要摄入50g……不过在成长期、从事某项运动、某种疾病恢复期等特殊时期，按照这个公式来计算是不合适的，需要用"体重（kg）×（1.5~2）g"来计算摄入蛋白质的量。

很多人可能会对此数值有误解，所以需要强调的是，食材本身的重量并不等于其所含蛋白质的质量。

缺乏蛋白质的实际情况

蛋白质含量较多的代表性食材的蛋白质具体含量如下：1个55g的鸡蛋中大约含7g蛋白质，100g鸡肉中含有18g蛋白质，100g猪肉中含有12g蛋白质，100g牛肉中含有15g蛋白质，100g秋刀鱼中含有19g蛋白质。

假设你的体重为50kg。为了保证一天摄入50g蛋白质，需要吃什么食物呢？早餐吃2个鸡蛋（14g蛋白质），午餐吃100g盐烤秋刀鱼（19g蛋白质），晚餐吃100g烤鸡肉（18g蛋白质），这才基本合格。

请你回忆一下平时的饮食是不是符合下面这几项内容呢？

· 不吃早餐，或者只吃面包、牛奶、沙拉、水果。

· 休息日的午餐只吃一份拉面、乌冬面、炒面、意大利面等简单的面食。

· 晚餐吃含有大量蔬菜的健康食品。

与刚才提到的每天摄入50g蛋白质的食谱相比如何？就算忽略不吃早餐的问题，就算在午餐里加入沙拉等蔬菜，也可以看出日本人的"日常饮食""重视营养均衡的饮食"中存在普遍严重缺乏蛋白质的现象。

另外，蛋白质分为动物性蛋白质和植物性蛋白质两种。日本人的餐桌上常常会有味噌、纳豆、豆腐等大豆（植物蛋白）制品，所以大家容易误认为就算缺乏动物性蛋白质，也可以通过食用这些豆制品来补充蛋白质。

然而与动物性蛋白质相比，植物性蛋白质无法被人体高效吸收而成为组成身体的"材料"。我会把这个问题和优质蛋白的指标——蛋白质生物价[①]在后文中一起介绍。

前文中提到的各种食品中所含的蛋白质含量都是以蛋白质生物价为基础计算出来的。

缺铁的实际情况

质性营养失调会对孩子们的身心健康产生什么影响呢？严重的情况下，质性营养失调会导致孩子精神状态异常和情绪不稳定，出现问题行为。这与我在本章开头介绍的日本国内发育障碍人数增加的实际情况相符。

铁和蛋白质都是合成血清素及脑内神经递质多巴胺的重要成分，血清素能让心情平静，多巴胺能传递快感。如果这两种物质分泌不足，大脑神经细胞之间的信息传递就会发生阻塞，人将很难保持情绪稳定。

实际上，来我的诊所就诊的成年患者和被诊断为发育障碍的

---

① 也称蛋白价。在动物营养上，应用标准参考蛋白质与试验饲料蛋白质必需氨基酸组成的化学值之间的关系比值，即用蛋白价来评定其营养价值。

孩子在通过血液检查来评判自身的营养状况时，肯定会得到"缺铁、缺蛋白质"这一结果。这不能仅仅用纯属巧合作解释。

人们对人体缺铁问题的认识正在不断深入，并且在积极采取对策。

其中一个对策是在售卖的食物中增加铁的成分，让人们通过食用这些食物来补充体内的铁。具体到国家而言，中国使用的是酱油，美国选择的是小麦，菲律宾采用的是大米，南亚各国则是通过鱼露来补充。

而日本甚至没有意识到国民缺铁的问题，更不用说采取类似的对策了。

日本人的年人均鱼、肉食用量本来就不如欧美各国，再加上日本国土土壤中的矿物质含量在逐渐减少，并且随着厨房用具越来越便利所导致的铁锅、铁壶等铁制品的使用率急剧下降等，这些因素以不同的方式共同影响着日本人的铁摄入量。

另外，对于便利店食品、超市熟食和加工食品的完全依赖等各种原因叠加，导致了日本人正步入摄入铁越来越困难的窘境。

第4节

浑身是"糖"的孩子们

 "主食"的概念造成日本人糖分过剩

与人体缺乏营养成分相对应的是摄入过量的营养成分。如今，糖分正在受到日本人广泛讨论。阅读本书的各位读者的家里，一日三餐是不是也会吃含糖量高的主食，餐桌上每天都有米饭、面包或者荞麦面、乌冬面呢？

"米饭是日本人的主食吧！"

"一天吃三顿饭很正常啊，糖分会有摄入过量情况吗？"

我仿佛能听到这样或那样的不同意见。就算如此，我还是会坚持自己的观点：如今的日本人是"糖分过剩的日本人"。

前文中已经提到日本人吃肉少，体内容易缺乏蛋白质和铁。

由于体内缺乏蛋白质和铁，人们会容易感到疲劳，所以就需要经常性地补充糖分，为身体补充能量。

无论是便利店的饭团、熟食、点心还是街边店铺的荞麦面、乌冬面、盖浇饭……都售价低廉，偏偏这些食物的含糖量高。况且人们会认为既然只需要吃这些主食就能获得高满足感，那就不需要再吃肉、鱼、鸡蛋等蛋白质含量高的配菜了。

因为满足欲望的条件充分且便利，人容易对此"上瘾"，所以一旦陷入这个"旋涡"就很难摆脱。日本人会在不知不觉中习惯高糖饮食方式，从而患上"糖分依赖症"。

再加上孩子吃零食的现象较为普遍，所以这个问题尤其严峻。

浑身是糖的孩子们

摄入糖分本无可厚非，问题在于糖分的品质和摄入量。

需要控制的是由白砂糖、白米、精制面粉等制成的食物的摄入量。它们含糖量较高，尤其要注意被大量用于孩子零食里的白砂糖。

人摄入白砂糖，血糖值会急速上升，身体为了使血糖水平稳定下来就需要分泌胰岛素。分泌的胰岛素能够降低血糖水平，可是血糖如果持续下降就会导致低血糖，所以人体还需要分泌另一种能让血糖水平升高的激素。

这些激素由体内的氨基酸、B族维生素，以及锌、镁等矿物质合成。

也就是说，只摄入精制糖分时，身体需要分泌可升高血糖水平的激素，导致体内原本就缺乏的B族维生素和矿物质不断被消耗，最终枯竭。

孩子们的早餐和午餐都以碳水化合物构成的食物为主，下午还要吃含有大量白砂糖的点心。美味的甜点心会让孩子们不停进食，等到回过神来的时候已经吃撑了……

"妈妈，我不吃晚饭了。"

在听到孩子这样说后，你可能会做出如此回应："都是因为你只吃点心！我给你做方便吃的饭团，晚上就吃点饭团吧。"

我想大家应该已经发现了高糖饮食会让孩子的身体内的糖分过剩从而引起问题行为这一问题的严重性了。

糖分过剩会扰乱生理活动

前文中，我已经提到孩子的问题行为的背后隐藏着质性营养失调的问题。想必大家应该已经意识到了本以为营养均衡的日常饮食中其实存在着容易导致孩子体内糖分过剩，缺乏蛋白质、铁和矿物质的问题。

那么，接下来，让我们进一步理解改善质性营养失调的重要性吧。为此，我会简单地为大家介绍一下精神和身体的基础，以及能量代谢的过程。

能量代谢是指人类生存所必需的能量的出入与转换，包括人体与外界环境之间的能量交换和人体内能量转移的过程。人们总说"我们的身体是由所食用的食物组成的"，能量代谢指的正是在物质代谢过程中所伴随的能量的释放、转移、储存和利用。另外，能量代谢的目的是产生ATP。

ATP是名叫三磷酸腺苷（Adenosine Triphosphate）的物质，它非常重要，承担着体内能量储存、供给、运输等所有辅助工作。

举例来说，人体与ATP的关系相当于汽车与汽油、机器与电的关系。如果人体内没有ATP，我们将寸步难行。无论是活动手脚、思考问题、消化和吸收食物还是让脏器正常工作，ATP都是不可或缺的物质。

根据此前的研究，如果质性营养失调，也就是"糖分过剩+缺乏蛋白质+缺乏脂肪酸+缺乏维生素+缺乏矿物质"的状态持续下去，体内的能量代谢就无法正常进行。也就是说，生理活动所必需的ATP将陷入匮乏的状态。

第5节

均衡饮食最要不得

ATP的诞生过程

如果人体内缺乏ATP，生理活动将无法正常进行，也就是说会影响健康。另外，还有可能导致心脏疾病、慢性病及问题行为，所以在日常生活中注意避免缺乏ATP就变得尤为重要。

那么，要想生成足量的ATP，我们需要注意什么、积极摄入什么食物呢？下面我将为大家进行讲解。虽然内容对于普通人而言有些复杂，不过只要能够正确理解，这些知识就能成为维持自身和孩子健康的重要科学指南，请大家一定要牢记于心。

首先，回答刚才的问题，减少糖的摄入、摄入足量的蛋白质和铁，就能让生成ATP的途径从陈旧的"柴油引擎"变成最新型的"混合动力引擎"，让身心迅速恢复活力。

减糖后，身体产能的能力能够急剧提高，最多能够达到减糖前的65倍。

下面，我将为大家详细说明。

葡萄糖和脂肪酸是制造ATP的两种材料。一方面，用葡萄糖制造ATP有两条途径，即厌氧性糖酵解和需氧性糖酵解。厌氧性指的是不使用氧气的途径，需氧性指的是使用氧气的途径。另一方面，脂肪酸生成ATP的途径叫作β氧化。

厌氧性糖酵解途径只需要以葡萄糖为材料，类似于性能低下的"柴油引擎"。而需要脂肪酸和葡萄糖两种材料的"β氧化+需氧性糖酵解"相当于最新型、性能超强的"混合动力引擎"。

关于两种途径分别是如何将转换材料生成ATP的，首先请大家参考图1、图2。

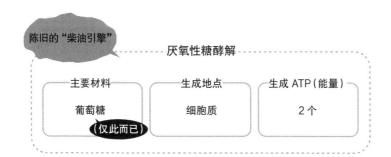

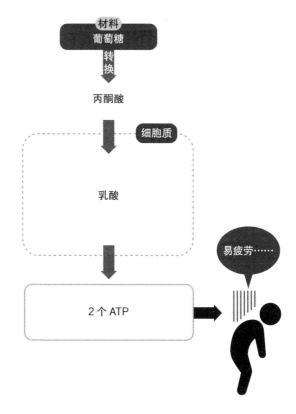

图1　厌氧性糖酵解

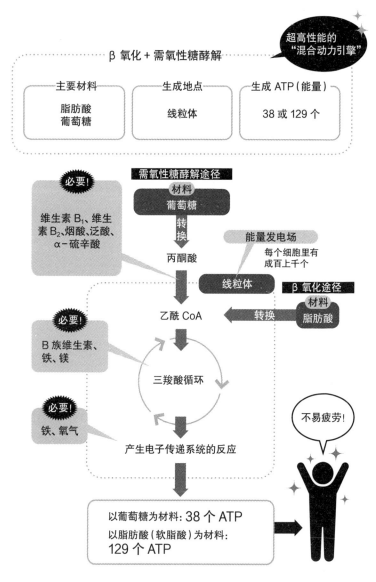

图2 β 氧化 + 需氧性糖酵解

如图1、图2所示，两种途径的特点总结如下。

■ 厌氧性糖酵解

1. 把葡萄糖分解成丙酮酸等有机酸（糖酵解）→1个葡萄糖分子只能生成2个ATP。

2. 代谢过程不需要氧气，消耗大量的维生素及矿物质。所需材料只有糖分→容易导致糖分依赖。

3. 容易产生能量不足的情况，从而导致出现易疲劳、手脚冰凉等症状。

■ β氧化+需氧性糖酵解

1. 葡萄糖在生成丙酮酸后变成乙酰CoA，直接进入线粒体中的三羧酸循环。葡萄糖能生成38个ATP，脂肪酸变成乙酰CoA后能生成129个ATP。

2. 代谢过程需要氧气，以及铁、维生素，它们起到辅助酶的作用。

3. 能充分产生能量，令人精力充沛，代谢顺畅，使体温保持稳定等。

综上，两种"引擎"的性能差异一目了然。我想每个人都想让身体里发生β氧化+需氧性糖酵解，获得高性能的"混合动力引擎"。

从以厌氧性糖酵解为主的代谢转换到β氧化+需氧性糖酵解代谢，最关键的因素就是糖分。

要想让高性能的"混合动力引擎"发挥作用，需要满足以下条件。

【条件1】充分摄入蛋白质

线粒体是生产能量的"工厂",而它是由蛋白质组成的。也就是说,如果人体内缺乏蛋白质,"工厂"原本具有的功能就会减弱,生产能量的能力也会下降,所以,人必须充分摄入蛋白质。

不仅是有问题行为的孩子,大多数处于月经期的女性也会出现缺乏蛋白质的情况,所以为了迅速且充分地为身体补充蛋白质,我建议以上两类人群饮用蛋白粉。

【条件2】减糖

如果只摄入糖分,那么身体会进行以糖分为主要材料的厌氧性糖酵解。另外,如果糖分摄入过多,身体则需要消耗更多的维生素和矿物质来进行厌氧性糖酵解,这会导致需氧性糖酵解过程中所需的维生素和矿物质严重不足,使得需氧性糖酵解无法正常进行,引起产能不足,所以减糖是前提。

【条件3】充分摄入铁

如图2所示,铁是三羧酸循环和电子传递系统[①]中最重要的营

---

① 电子传递系统是指线粒体内膜上组成电子传递链的各部分形成的结构系统,主要由NADH、黄素蛋白、辅酶Q及各种细胞色素组成,最后是细胞色素氧化酶将电子传到氧而与氢结合成水。植物光合电子传递则由两个光反应系统串联完成。其中也含有多种递电子体或递氢体,如质体醌、黄素蛋白及细胞色素等,最终形成NADPH。

养成分。就算完成减糖，如果体内没有铁，三羧酸循环也是无法正常进行的。

铁是很难从食物中充分摄入的微量元素，所以为了充分满足身体对铁的需要，我会在对患者的治疗中使用含有易吸收的螯合铁的铁剂。处于月经期的女性往往会有严重缺乏铁和蛋白质的情况，因此补铁尤为重要。

【条件4】摄入作为辅酶的维生素

β氧化+需氧性糖酵解的正常进行需要多种维生素的参与。B族维生素可以促进丙酮酸转换为乙酰CoA，并且对三羧酸循环具有辅助作用。维生素C是线粒体吸收脂肪酸时的辅酶。维生素E具有强抗氧化作用，能够防止体内氧化，预防氧气、维生素和矿物质产生吸收障碍，加强B族维生素和维生素C的功效。

这些营养成分基本可以从食物中获取，不过为了快速改善质性营养失调，我推荐大家使用促ATP套餐。该套餐由铁、B族维生素、维生素C、维生素E等补剂组成。我的诊所会通过血液检查来诊断患者的营养状况和身体状况，然后根据实际需要调整上述各种补剂的用量。

【条件5】增加脂肪酸的摄入

β氧化所需的主要材料是脂肪酸。为了产生能量，人体就需要摄入足量的蛋、肉、芝士、黄油、猪油、鲜奶油、MCT油[①]等优质脂肪（图3）。

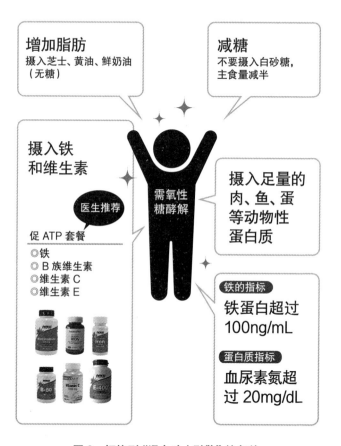

图3　切换到"混合动力引擎"的条件

---

① MCT 油：中链甘油三酯的简称，是一种饱和脂肪酸。

"均衡饮食"最要不得

无论处于哪个时代，母亲都非常注重家庭饮食的营养均衡。我非常理解并且感同身受，但是所谓"均衡"的概念究竟来源于何处呢？

我认为源头就在小学的家庭课[1]。其实，教科书也在与时俱进，它的内容（图表）会随时代发展而改变，现在小学家庭课里对于均衡饮食的形象化解释是所使用的由厚生劳动省、农林水产省[2]共同制定的教科书上的如陀螺形状的"营养金字塔"（图4）。

该"营养金字塔"从上到下分别是"主食→配菜→主菜→牛奶、乳制品和水果"，根据陀螺的形状可知，食用量从上到下逐渐减少，"营养金字塔"可以指导我们在日常饮食中形成良好的饮食习惯，做到均衡饮食。

---

[1] 日本教学大纲规定，学校需要专门开设传授衣食住行各方面生活技能的家庭课。通过家庭课，孩子不仅能够掌握必要的技能，还会更加主动地参与家庭生活，建立起自己的生活价值观念。

[2] 日本负责农业、林业、水产行业的政府部门。

摄入量最多的是主食,然后是以蔬菜类为主的配菜,主菜(蛋白质)的优先顺序根据个人情况而定。

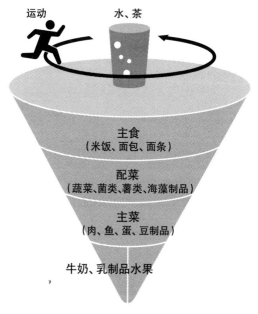

图4 "营养金字塔"

位于"金字塔"最上方的是主食,其含义是主食的摄入要足量。

从对"金字塔"的内容进行量化的《日本人饮食摄入标准(2015年版)》(表1)可以看到日本人从含碳水化合物高的主食中摄入能量的目标比例竟然超过整体的一半,达到了50%~65%,而且任何年龄段人群的摄入比例都是这个范围。

表1 各年龄段人群产生能量的各营养成分的目标比例

目标量（中间值）（男女通用）				
年龄	蛋白质／%	脂肪／%		碳水化合物／%
			饱和脂肪酸	
0~11（月）	—	—	—	—
1~17（岁）	13~20（16.5）	20~30（25）	—	50~65（57.5）
18~69（岁）	13~20（16.5）	20~30（25）	低于7	50~65（57.5）
70以上（岁）	13~20（16.5）	20~30（25）	低于7	50~65（57.5）

注："—"表示无数据。通过此表可以看出，从碳水化合物中摄入能量的目标比例占到了整体的一半以上。

我不明白这样的比例为什么会被视为"均衡饮食"，所以就带着疑问进行了调查，结果一无所获。

后来，我想了一下，一个牵强的理由就是因为一直如此。另外，还有一些其他原因，例如，有些人体组织只能从葡萄糖中获取能量（前文中已经解释过了，其实人体还可以从脂肪酸中获取能量）；日本的气候、水土适合水稻生长，可以实现自给自足，日本为了确保食物的稳定供给，需要日本国民积极消费国产大米。而这些原因的出发点竟然与营养毫不相干。

其实，对孩子的饮食来说，最重要的并不是均衡，而是蛋白质的绝对量。

第6节

孩子出现质性营养失调的责任人是父母

 孩子出现质性营养失调的责任人是父母

如果孩子出现质性营养失调的问题，那么，父母应该负首要责任。但我在这里并非要指责父母，而是在帮父母解决问题。

为了改善孩子的问题行为，首先必须明确"要如何改变，改变什么"。**首先需要做的就是改善母亲的营养状况。**下面，我来为大家解释原因。

孩子的饮食基本上是由母亲（或者父亲）负责的。也就是说，当你怀疑自己的孩子出现了质性营养失调时，那么，你吃着同样的食物也一定存在同样的问题。

尤其是母亲，可以说几乎所有母亲都存在缺乏铁和蛋白质的问题。

为什么我能够如此笃定？这是因为母亲作为女性所具有的特

殊生理特点，会经历（除去例外情况）月经、妊娠、分娩，这会导致其身体流失大量的铁和蛋白质。

女性从十几岁开始来月经。尽管女性每个月都会排出一定量的血液，这会导致体内铁的流失，但是几乎没有人会重视补铁，女性就在这种状态下迎来了妊娠期。

血细胞会将氧气运输至全身，并且回收二氧化碳，铁不仅是血细胞的组成部分，而且还在神经递质、激素发挥作用时，以及能量代谢中担任重要职责。也就是说，铁是胎儿的器官形成过程中不可或缺的元素。那么，胎儿从何处获取铁元素呢？唯一的答案是母体。

妊娠期间，母亲体内大量的铁转移到了胎儿身上，从而使胎儿正常发育。母体与胎儿相连，脐带血的铁蛋白值在婴儿出生时能达到将近200ng/mL。另外，女性在分娩时需要消耗大量铁蛋白，在分娩后会陷入重度缺铁的状态，如果原本体内就缺铁，而且又不注重补铁，那么母体的铁就会在妊娠期间耗尽，从而影响胎儿的神经发育。

另外，缺铁的人同样会存在缺乏蛋白质和糖分过剩的问题，所以和缺铁的父母共同生活的孩子会出现质性营养失调的情况，发育障碍的症状愈发严重。

小心"隐性贫血"

本书的读者中应该有很多人知道自己有贫血的情况。可是还有一些人明明存在贫血却毫无觉察，这就是"隐性贫血"。这是因为在一般的健康诊所中所进行的普通体检中，判断贫血的标准是血液中的血红蛋白含量。血红蛋白是指铁与蛋白质结合而成的物质，是血细胞中的蛋白质，血红蛋白值一般处于正常范围内。

可是要想真正了解自己的身体是否缺铁，还必须测量铁蛋白的含量。铁蛋白是指储藏铁的蛋白质，也叫储铁蛋白。即使血红蛋白值处于正常范围内，如果铁蛋白的数值低，那么身体依然会处于缺铁状态。举例来说，血红蛋白就是"现金"，而铁蛋白就是"存款"。就像没有存款的人没办法安心生活一样，缺乏铁蛋白对身体来说具有极大的风险。

日本规定，女性体内的铁蛋白含量的正常值范围为5~157ng/mL。我认为最低值"5"实在是太低了。在某些欧美国家，人体内的铁蛋白含量低于100ng/mL就被视为缺铁，并且当女性体内的铁蛋白含量低于40ng/mL时，医生就会建议其不要怀孕。

作为参考，下面我将向大家介绍2014年来我的诊所就诊的女性患者的数据（表2）。这是217名15~50岁的女性患者初诊时体内铁蛋白含量的测量结果。

表2 2014年女性患者初诊时体内铁蛋白含量

铁蛋白含量范围	人数	人数占比
0~10ng/mL	87	40.1%
11~30ng/mL	79	36.4%
≥ 31ng/mL	51	23.5%

从表2可以看出，人数最多集中在0~10ng/mL范围，有87人，占整体的40.1%。然后是11~30ng/mL，有79人（占36.4%），铁蛋白值超过31ng/mL的有51人（占23.5%）。从厚生劳动省公布的《平成20年[①]国民健康营养调查》报告书中的铁蛋白分布（不同性别、年龄）中同样能得出女性存在缺铁的结论。

15~50岁的女性正在经历月经、妊娠、分娩等，而这些经历必然导致体内缺铁。所以，处于此年龄段的女性一定要实际测量一下自己体内的铁蛋白值，才能知道自己是否缺铁。

---

① 日本平成 20 年：2008 年。

产后性格改变是由于"营养被掏空"

"去测量，倒是没什么，可我没有感觉到缺铁啊……"许多母亲会这样说。

我想问问这些母亲，在生完孩子之后有没有觉得自己的性格改变了？

是不是特别容易生气？会关注孩子的一言一行？无论如何就是无法原谅自己的丈夫？孩子和丈夫没有立刻按照你的要求去做，或者与他们说话时没有立刻得到回应……有些母亲会因为这些鸡毛蒜皮的事就激动地斥责他们，甚至有的时候会动手。其实，这些全都是你体内缺铁引起的症状。

如果人体内缺铁，则无法分泌具有安神作用的神经递质，于是动不动就会发脾气。在工作场所，如办公室等，即使情绪激动也能勉强压住满腔怒火，可是一旦回到了家里就会忍不住发泄出来。

如果你身上还出现了以下症状，可能是缺铁引起的。

· 容易焦躁。

· 对小事耿耿于怀。

· 易疲劳。

· 起身时容易头晕。

· 早晨起不来。

· 总想吃甜食。

孩子出现质性营养失调的首要责任人是母亲，缺铁的人会想吃甜食。也就是说，如果母亲的身体缺乏铁和蛋白质，那么，她会在家里常备点心等甜食。如此一来，孩子就会因为经常吃甜食导致质性营养失调。

儿科医生无法提供营养指导

让发育期的孩子吃"药"存在的风险

当孩子的问题行为表现得愈加严重时，很多父母会接受学校的建议带着孩子前往医疗机构就诊。最近，也有不少父母因为怀疑孩子存在发育障碍问题而自发采取行动。

在医疗机构对孩子做了全面检查后并确诊为发育障碍后，家长通常会采取两种应对方案，即寻求教育和疗养上的支持与采用药物疗法。

然而，我对药物疗法存在无法消弥的个人偏见。原因有两个：第一个原因在前文中已经提到，大部分孩子出现发育障碍的原因在于质性营养失调，这和母亲的缺乏铁和蛋白质的情况有着很大的关系。只要在孩子病发初期对其施行营养疗法，就可以缓解症状，改善病情。

第二个原因是让孩子吃药存在安全风险。在日本，药物疗法主要用于治疗患有ADHD的孩子。

一般使用的药物有调整大脑神经递质、控制症状的托莫西汀（商品名为择思达，Strattera），以及中枢兴奋剂（商品名为专注达，Concerta）。两者都是治标不治本，只能暂时缓解症状。多动的孩子吃了它们会变得老实，但这并非治愈。有的孩子在吃药后甚至会出现食欲不振、恶心、头痛、心悸、兴奋、痉挛等现象，它们的疗效几乎与兴奋剂类似。

无论是择思达还是专注达，它们都是治疗ADHD的药物。可是两者都是新药，在10年前还不存在，临床试验时间为8周，长期用药时间为一年。也就是说，**对这两种药物而言，目前尚没有5年、10年长期用药效果的数据，因此不能完全判定人类服用它们是百分之百安全的。**

处于发育期的孩子长期持续服药会产生什么副作用？虽然会暂时缓解症状，但会导致孩子食欲不振，身体无法吸收必需的营养成分。这样真的好吗？

儿科医生无法提供营养指导

现代医学的"大厦"里没有一块"砖"是属于营养学的。所以，医学教育中不会涉及营养学和饮食指导方面的知识。实际上，我自己在医学院学习期间也没有接触过营养学方面的知识。

医院在使用营养疗法治疗质性营养失调和发育障碍时，也没有固定的标准。这就造成了成年人和孩子在出现质性营养失调后去医院就诊时，并不会从医生那里获得关于营养和饮食方面的指导，或者改善症状的建议。

更重要的是因为医生缺乏确认质性营养失调所需要的证据，所以他们不敢轻易下结论，这就导致了大家根本就不会关注是何种原因会造成质性营养失调。

当然，有些医生会给予患者相关的饮食指导。

儿科医生在对孩子进行诊察时会注意到母亲和孩子的营养状况。不过，几乎所有医生关注的内容都不是"质"而是"量"，始终着眼于"营养均衡"。

虽说如此，我曾经也是这些医生中的一员。

不过，在接触和学习了具有扎实理论基础的分子营养学后，我有了新的认知。营养学从生物化学和分子生物学的角度研究身体与营养成分的关系，分子营养学是营养学的一个分支，这门学科认为营养成分摄入不足或失调会导致身体不适。

另外，传统医疗领域正在向新医疗转变，新医疗真诚为患者着想，以彻底治愈为目标，我相信分子营养学必定会成为新医疗中的中坚力量。

在医学领域存在着"唯论文""唯科研"的现象，大多数医生对在一些书籍中不断提出的医学新见解不屑一顾，从而导致他们永远无法获得崭新的视角来促进医学的发展。

第8节

缺乏营养的孩子会出现的症状

缺乏营养的孩子会出现的症状之一

前文中已经提到，血细胞会将氧气运输至全身，并且回收二氧化碳，铁不仅是血细胞的组成部分，而且在神经递质、激素发挥作用时，以及能量代谢中担任重要职责。另外，在能量代谢中，人体需要摄入足量的维生素、矿物质、蛋白质，因为它们都是不可或缺的物质。

成年人和孩子具有相同的身体运行机制。不过，孩子正处于发育期，一旦出现质性营养失调就会表现出和成年人不同的症状。

前文提到，如果女性处于妊娠期，身体内缺铁就会影响到胎儿的神经发育，具体表现为大脑等中枢神经系统发育迟缓。而这种影响将以下面这些代表性症状的形式表现出来。

· 婴幼儿时期抬头晚。

· 体重增长缓慢。

· 走路晚。

· 说话晚。

· 身高增长缓慢。

· 脾气暴躁，容易生气。

· 疲倦无力，无精打采。

· 心神不宁。

· 身体虚弱，体态不佳。

· 早上起不来，白天容易困。

· 头脑不灵活，反应迟钝。

· 容易感冒。

· 有过敏症状，如特异性皮炎或者花粉症等。

缺乏营养的孩子会出现的症状之二

最近，成年人的发育障碍问题也备受人们关注。成年人出现发育障碍和孩子出现发育障碍的原因一样，都与质性营养失调密切相关，但我在这里不会详细介绍原因，而是要说一说成年人和孩子出现质性营养失调时的区别。

已经度过了发育期的成年人由质性营养失调导致的"迟缓"

主要表现在神经系统发育完成后信息传递能力不足。而孩子正处于发育期，所以"迟缓"会表现在更重要的地方——神经系统，即无法形成用于传递信息的神经元网络。

打个比方，如果将成年人的发育障碍比作交通堵塞，那么孩子的发育障碍就是基础设施建设没有完成，信息传递根本无法开始。

质性营养失调对孩子的影响如下：

问题行为

· 直立性调节障碍（OD）。

· 拒绝上学。

发育障碍

· 孤独症/孤独症谱系障碍（ASD）。

· ADHD。

· LD。

出现什么样的问题、症状有多严重、是单发还是并发，这些情况因个体差异而不同。不同性别的儿童出现各种障碍的发病率也有所不同，而同样的障碍类型也会表现出不同的症状。

因此，我将介绍每种障碍类型的特征，供大家参考。

发育障碍之外的问题行为

■ OD

典型特征

具体表现为早晨醒来后，依然感觉身体疲乏且沉重，想起却怎么也起不来。整个上午一直有倦怠感，而且食欲不振。突然起身时会感到心悸，眼前一片黑或者一片白，视物模糊。站着做事时会突然感到恶心，仿佛站不稳要摔倒，严重时甚至会出现晕厥的情况。

做普通检查和血液检查都无法确认此病。OD多见于小学高年级学生和初中生，尤其是女生。症状多集中出现在上午，会有起床困难的情况。因为白天里浑浑噩噩，一到傍晚就精神十足，所以很多有此问题的人晚上会睡不着觉。

■ 拒绝上学

典型特征

有OD的孩子出现拒绝上学的情况较为普遍。根据日本儿童身心医学会的调查，有3%~4%拒绝上学的儿童存在着OD的问题。这些孩子早晨起不来，没办法按时到校，即使去了学校，也会因为身体疲惫而无法上课和早退，最后导致拒绝上学。

如果孩子不存在霸凌和人际关系等问题，而是因为起床困难或者严重缺乏体力而拒绝上学，那么拒绝上学的根源就很有可能在于质性营养失调。

遗憾的是，这种情况很容易让父母和学校老师产生误解，他们会认为孩子存在性格问题，是孩子"自律性差""没有毅力"。然而他们不会知道问题症结在于孩子只是因为身体虚弱，并且自己处于弱势地位，根本无法改变自己的处境。如果能从根本上改善营养状况，孩子就会愿意上学。

发育障碍的分类与各类障碍的特征之一

■ASD

典型特征

多表现为语言发育迟缓、动作迟钝、交流障碍、人际关系与社会性障碍、兴趣狭隘（偏执）、不够灵活、不会变通、行为刻板。

孤独症原本属于广泛性发育障碍，而在2013年由美国精神医学会出版的《精神障碍诊断与统计手册（第5版）》中，孤独症与孤独症谱系障碍合并为ASD，除此之外，ASD还包含其他广泛性发育障碍。

具体表现行为

缺乏目光注视，说话时避免与他人的目光接触。对其他孩子冷漠，多数情况下独自玩耍，沉迷于自己的世界。与人的交往方式独特，不擅长集体活动。

语言发育迟缓，有局限性。说话时往往只能说一些简单的词语，回答问题时语言含糊，自言自语。婴儿期传达信息时不会用手指，长大后无法在对话时顺畅地结合身体语言传递信息。

陶醉在自己喜欢的事物和兴趣中，自娱自乐。每天穿同样的衣服、走同样的路，无法灵活变通。

嗅觉、触觉、听觉等特定感觉异常灵敏（或者迟钝）。

习惯性地重复做某些动作，如频繁转圈、挥舞手臂等。

发育障碍的分类与各类障碍的特征之二

■ ADHD

典型特征

有ADHD的孩子会表现出与年龄和发育程度不符的多动、冲动、注意力不集中等症状，症状一般在7岁前出现。ADHD症状因人而异，根据症状所表现出的特征，可将其分为多动/冲动型多动症、注意力缺陷型多动症、混合型多动症。

只要是孩子都会有注意力分散、由于马虎导致出错的情况。不过，患有ADHD的孩子所表现出的症状会影响社会活动、学业等。如果父母和老师没有意识到是ADHD的问题，而是频繁斥责孩子，要求他们长时间集中注意力，孩子就会失去自信和动力，在进入青春期后并发其他精神疾病。

具体表现行为

多动/冲动型多动症：心静不下来，焦躁不安。上课时也会起身走来走去、不停说话。即使坐着，手脚和身体也会不停地动来动去。看到自己喜欢或者感兴趣的东西就会异常兴奋。口无遮拦，没有耐心，会插入别人的游戏和对话中。如果不顺心，就会因为小事而发脾气。无法克制冲动情绪，会动手或者大喊大叫。

注意力缺陷型多动症：注意力容易分散，很难善始善终。容易健忘，经常丢三落四。整理物品、做事时不擅长统筹安排。

混合型多动症：容易忘事，经常丢三落四。总是动来动去，心神不宁。不能排队或者遵守规则。

多动、冲动、注意力缺陷等症状的程度因人而异。

3 发育障碍的分类与各类障碍的特征之三

■LD

典型特征

LD是指整体智商发育正常，可是在某些特定领域的学习方面显著落后于正常水平，如听、说、读、写、计算或者逻辑推理等。LD最常见的类型包括在阅读方面有困难的阅读障碍，在书写方面有困难的书写障碍，以及在计算、逻辑推理方面有困难的数学障碍3个类型。

有LD的孩子在要求学生具备各项学习能力的小学2~4年级时的成绩会明显下滑。因为整体智商发育没有问题，所以父母和老师常常会认为孩子只是不够努力，总是批评他们，要求他们长时间集中注意力，这会导致孩子失去自信和动力，从而留下心理阴影。

具体表现行为

擅长阅读，可是对数字一窍不通，偏科情况严重。

看书时会突然不知道刚才看到哪里了。不擅长总结课文的主要内容。

处理信息的能力低下，无法分辨相似的图形、文字等。

需要花费比别人多一倍的精力来读写，且容易疲劳和头疼。

第9节

营养疗法的总原则

改善的契机是母亲的健康

介绍了有关发育障碍的知识后，接下来，让我们谈谈如何改善吧。

我认为，改善孩子问题行为的关键在于母亲。所以**我采取的方针是来诊所带孩子看病的母亲要和孩子一起进行血液检查，共同施行营养疗法。**

这样做的原因在前文中已经提到。孩子出现问题行为的原因是质性营养失调，而造成孩子营养失调的正是负责家庭饮食的母亲。所以治疗的关键是改善母亲从妊娠期开始的身体缺乏铁和蛋白质等营养状况，将母亲从焦躁和易疲劳的困境中解脱出来。简言之，就是要让母亲恢复健康。

截至目前，我提出了很多对母子采取营养疗法的建议，在所有采用营养疗法的病例中，母亲都比孩子更早地感受到了身体的变化。

其实，注意到身体的变化是最重要的事情。

俗话说"百闻不如一见"，无论听到多么详细周到的说明，都不如亲身体验并且感受到自身的变化，发自内心地感慨道"医生没有骗我"，这样才能让母亲更积极地和孩子共同施行营养疗法。

曾经有一位和孩子共同施行营养疗法的母亲对我说："我现在的身体简直就像新车，而以前是使用了10年的旧车！"我从她的精妙的比喻中体会到了一种久违的舒适感和成就感。

对一个家庭来说，母亲是一个伟大的存在。只有母亲健康快乐，家庭中其他人的脸上才会洋溢出充满活力与健康的笑容。

营养疗法的历史背景

在说某种营养成分应该摄入多少之前，我想先简单介绍一下营养疗法产生的历史背景。

首先，我开始使用营养疗法作为治疗手段的原因是学习了三石严老师的关于分子营养学的理论。三石严老师是日本分子营养学的先驱。他原本专攻物理学，后转为研究分子营养学，是采用大剂量维生素疗法治疗疾病的先驱。他所倡导的通俗地讲，就是人们应该大量摄入维生素来治疗和预防疾病。

营养疗法是加拿大的精神科医生艾伯拉姆·霍法博士推广的疗法。在1960年代，霍法博士证明了"烟酸+维生素C"的疗法对治疗精神分裂症具有良好效果。

尽管在60年前就已经有人提出了通过摄入维生素来治疗某些疾病的方法，可是为什么现代的人们却鲜有人受此恩惠呢？这主要是因为医学界的权威和制药产业控制了这一信息。

事实上，尽管霍法博士在精神科进行了首次双盲实验，证明了"烟酸+维生素C"在治疗精神分裂症方面的效果，可是《美国精神医学》却突然提出"拒绝再次接收霍法博士的论文"，其用意非常明显。

另外，每当有人想要发表使用维生素能够缓解患者的症状或者改善病情的论文时，医学界和制药产业都会想方设法抹杀事实，使其不能发表或者让作者自己放弃发表。

为大脑补充营养会发生什么？

尽管如此，仍然有一些不屈服于各种压力而坚持这个领域研究的博士，其中就有一位名叫露丝·佛林·哈雷尔的理学女博士，她始终坚持认为**"营养不良才是引起孩子发育障碍的原因"**。

早在1942年，哈雷尔博士就曾在《营养学报》上发表论文，明确指出"实验结果显示，充分摄入硫胺素，可以提高儿童的精神和身体机能"。实验的详细内容如下。

哈雷尔博士所进行的实验是让一名无法开口说话、有发育障碍的7岁男童大量摄入维生素和矿物质，在持续摄入几周后，没有观察到男童有何变化。于是，哈雷尔博士继续增加男童的维生素摄入量，结果发现他的智商开始急剧上升。又过了几天之后，男童开始说话，并且在不到一个月的时间里就学会了读书写字。在遵照哈雷尔博士的方法持续摄入维生素的情况下，这名男童9岁时已经可以正常上小学，智商达到90。

另外，她在研究中还发现，有发育障碍的孩子在大量摄入维生素后也可以提高智商。

1981年，哈雷尔博士在《国家科学院学报》上发表了其最新研究成果——《营养补剂对发育障碍的效果——调查与研究》。她将15名儿童分成两组，分别为摄入安慰剂（不含有效成分、没有治疗效果的药物）组，以及摄入19种维生素和矿物质的营养补剂组，进行了为期4个月的实验。实验结束后的智商测试结果显示，与实验开始前的智商测试结果相比，摄入营养补剂的一组孩子的智商平均提高了10，摄入安慰剂的一组孩子的智商没有变化。

接下来的4个月中，哈雷尔博士让15名儿童全部摄入营养补剂，这一次所有儿童的智商平均提高了10，甚至有的孩子的智商提高了16。

一开始，这些孩子们都在上特殊教育学校，在实验后，老师在看到孩子们的变化后，承认和接受了这一实验结果，多名孩子得以进入正常学校学习。

哈雷尔博士在营养疗法上做出的功绩并没有让她在社会上声名大噪，而是寂寂无闻，不过她的女儿——精神科权威哈雷尔·坎普教授从母亲手中接过接力棒，继续进行通过营养疗法改善儿童发育障碍的研究课题。

1982年，哈雷尔·坎普教授访问日本，在东京举行演讲，其间，她提出了能够缓解和改善唐氏综合征儿童症状的各种营养成分的参考摄入量，具体数据见表3。

表3 哈雷尔·坎普教授的处方

维生素 A	1 500IU
维生素 D	300IU
维生素 B_1	300mg
维生素 B_2	200mg
烟酸（维生素 B_3）	750mg
维生素 B_6	350mg
维生素 B_{12}	1mg
维生素 B_5	450mg
叶酸	4mg
维生素 C	1.5g
维生素 E	600IU
钙	400mg
铜	1.75mg
锌	30mg
锰	3mg
铁	7.5mg
碘	0.15mg

注：此处方主要针对唐氏综合征儿童患者。

我听说当时的三石严老师在请教过坎普教授后，自己也参照表3摄入了同等剂量的营养成分。后来，三石严老师在自己的作品中谈及此事，他这样写道："总的来说，她认为维持健康的营养成分的必要摄入量和改善智力的营养成分的必要摄入量是相同的。"

下面，我将为大家说明我对哈雷尔·坎普教授对于改善有发育障碍的儿童智力的处方的考察结果。

首先，处方中维生素A、维生素C、维生素D的量相较于其他营养成分并不突出，我推荐维生素C的摄入量为3~5g，维生素D的摄入量为5 000IU。不过B族维生素（含烟酸）和维生素E的摄入量相当多。我认为维生素B_1可以从100mg开始，关键在于如果没有什么好的效果，则可以逐渐增加摄入量。而维生素E的推荐摄入量为400IU。

另外，我需要着重强调的是相比于补充大剂量的维生素，日本人首先需要改善的是身体内缺乏铁和蛋白质的问题。统计数据显示，欧美国家的人均肉类摄入量大约是日本的3倍，因此不容易出现缺乏铁和蛋白质的问题，但是有九成日本人都会有缺乏铁和蛋白质的问题。因此，为了充分发挥其他营养成分的作用，首先要做的是改善日本人普遍缺乏铁和蛋白质的问题。

总之，三石严老师、哈雷尔博士、坎普教授这3位科学家都得出了同样的结论："由于唐氏综合征和智力障碍患者体内的辅酶（维生素）的活性不足（如果缺乏维生素就会导致代谢受阻，无法产生它作为辅酶以维持生命体正常生命活动的效果），因此为了改善此类人群的症状，需要摄入大剂量的维生素。"

我相信，如果在前人的研究成果——摄入大剂量维生素的基础上，**再增加补充足量铁、蛋白质以及减糖，那么就能改善现代日本儿童普遍存在的质性营养失调问题，改善问题行为**。

改善发育障碍的准备之一——补铁

我再重复一遍，如果在饮食上遵循传统的营养均衡的观念，人的身体就会*严重缺乏铁和蛋白质，而糖分严重过剩*。

为了让儿童结束质性营养失调状态，解决儿童存在的发育问题，我们应该主动改变什么，又该怎样改变呢？

首先，我将为大家介绍掌握铁和蛋白质摄入情况的方法，以及各种营养成分的标准值。

■掌握铁的摄入情况——测定铁蛋白值

要想知道自己是否摄入了足量的铁，可以检查血液中的铁蛋白含量。前文中已经简单提到过铁蛋白，下面我将为大家作详细介绍。

通常情况下，医生用体检时血液检查中的血红蛋白值作为判断是否贫血的标准。血红蛋白是血液中含铁的红色携氧蛋白质，而铁蛋白则是可以储存铁的可溶性组织蛋白质。如果血液中含铁量不足，铁蛋白就会释放铁元素，以提高血液中的含铁量。

就算血液中血红蛋白的含量处于规定的正常范围之内，但如果人体内的铁蛋白含量低，同样可以定为缺铁。

日本规定，男性体内铁蛋白正常值范围为21~282ng/mL，女性体内铁蛋白正常值范围为5~157ng/mL，但我认为这两个标准值的最低值偏低。欧美国家已经意识到了铁对于人体健康的重要性，因此，当人体内的铁蛋白值低于100ng/mL时就会被认为存在缺铁问题。我在对患者的诊疗中，将100ng/mL定为人体内铁蛋白含量的目标值，以保证他们摄入了身体所需的足量营养。

不过，普通体检机构的体检并没有测量铁蛋白含量这一项目，因此，我建议患者应去可以测量铁蛋白含量的医疗机构。

改善发育障碍的准备之二——补充蛋白质

■ 掌握蛋白质的摄入情况——测定血尿素氮

血尿素氮可从字面上理解为血液中的尿素里含有的氮成分，是体内氨的主要代谢产物，它主要通过血液流经肾小球过滤后随尿液排出体外。一般情况下对血尿素氮的测定被用于检测肾脏功能的状况，但如果测定的血尿素氮值未达到正常范围，也可以认为存在蛋白质摄入不足的问题（患者有严重肝功能障碍时，血尿素氮值同样会下降）。

虽然日本规定，人体内的血尿素氮含量的正常值范围为8~20mg/dL，但我在对患者的诊疗中将20mg/dL定为人体内血尿素氮含量的目标值，以保证他们摄入了身体所需的足量营养。

施行高蛋白低糖饮食的男性，如果每天蛋白粉的摄入量为"体重（kg）×0.5g"，人体内血尿素氮的含量就能较为轻松地超过20mg/dL。如果在饮食中摄入足量富含蛋白质的食物，则不需要摄入蛋白粉也能达到我所设定的目标值。

不过，女性的身体会在月经期间流失蛋白质，如果面临妊娠和分娩，对体内蛋白质的消耗量会进一步增加，再加上女性的食量往往小于男性的食量，如果她们只是注意饮食，那么人体内的血尿素氮含量将很难达到15mg/dL。

我建议女性对蛋白粉的摄入量应该比男性更多，即为"体重（kg）×1g"，这样才能达到人体内的血尿素氮含量超过20mg/dL的目标。

有人说喝蛋白粉会发胖、增加肌肉，这是对蛋白粉的严重误解。蛋白质是建造和修复身体的"材料"，适量摄入蛋白质能够调节肠胃功能，增加皮肤、指甲和头发的光泽。摄入足量蛋白质对人体的健康状况至关重要，因此，血尿素氮的含量没有达到20mg/dL这一目标值的人请一定要多摄入蛋白粉。

总原则是"高蛋白+低糖+高铁"饮食

我再次向大家强调改善孩子问题行为的饮食总原则：

一是积极摄入蛋白质，即高蛋白。

二是控制糖分摄入，即低糖。

三是补充缺乏的铁，即高铁。

改善孩子问题行为的重点在于要同时遵守这3个原则，才能收到满意效果。也就是说，如果摄入的蛋白质不足，就算饮用铁剂，孩子也会感到恶心而喝不下去。就算坚持喝下去，蛋白质也无法与铁相结合，直接后果是体内的铁蛋白不会产生变化，最终无法达到预期的效果。

在践行总原则时，请大家牢记"以饮食为基础、补剂为辅助"。只有在饮食无法补充足量营养成分时，再依靠摄入补剂来补充营养成分。

■ 施行高蛋白饮食

请积极摄入肉、鱼、蛋等富含动物性蛋白质的食材。要想改善孩子的问题行为，不仅要在日常三餐摄入，还要在加餐（一般为下午3点）中摄入。

用水煮蛋和芝士等高蛋白零食代替点心和果汁。孩子想吃甜食，父母可以为其购买低糖甜品，或者（如果有可能）亲自制作。

有些前来诊所就诊的患者的父母会用蛋白质原料自制冰激凌或者松饼，我认为这是非常不错的选择。

■ 施行低糖饮食

米饭、面包、乌冬面、意大利面等主食的含糖量高，人们需要控制它们的摄入量，以保持健康。那么，这时大家心里也许会想："那主食该吃什么好呢？"

"控制"并非"禁止"，而是"限制"。现在大多数人的普遍饮食情况是糖分摄入过量，所以请少吃一些高糖食物。

如果孩子平时能吃一碗米饭，那就少盛一些。如果孩子平时能吃两碗米饭，那就只给他一碗米饭。在这两种情况下可以再让孩子吃含蛋白质的零食，通过充分摄入蛋白质来获得饱腹感。另外，选择低糖面条或者在大米中混入魔芋米都是不错的方法。

■ 施行高铁饮食

摄入动物性蛋白质和补铁可同时进行。例如，给孩子吃些动物肝脏类食物、蛋类、蛤仔、蚬、小鱼干等。还可以将含铁的饮料、果冻、酸奶作为孩子的零食。

另外，如果孩子体内的铁蛋白含量低于50ng/mL，我会认为其应该补充铁剂。

很多人有吃铁剂就会摄入过量的铁的顾虑，其实大可不必担心，因为人体只会吸收可以维持生理活动正常进行的铁的数量。无须担心口服摄入铁剂会造成身体内的铁过剩。

医院有时会采取注射铁的方式对患病的成年人进行治疗。但是注射铁对身体的副作用较大，因此，只有医治严重缺铁的患者（体内铁蛋白含量在10ng/mL以下）时才会采取静脉注射的方法，并且只注射一次。

另外，在补铁时需要避免同时摄入阻碍铁吸收的丹宁。咖啡、绿茶、红茶中富含丹宁，如果孩子有饭后喝这些饮品的习惯，请父母控制孩子的饮用量。

补充蛋白质的方法与标准

前文中已经提到，每天的蛋白质摄入量标准为"体重（kg）×1g"。下面，我将介绍应该从哪些食物中获取蛋白质。

为了高效地摄入蛋白质，大家需要了解各种食物中的蛋白质含量，参见表4。

这时，我们可以使用一种叫作蛋白质生物价的指标作为参考。蛋白质生物价是联合国粮食及农业组织（FAO）于1957年提出的，是用来评价食品中蛋白质质量的标准。

表4　各种食品的蛋白质生物价

食品名称	蛋白质生物价
鸡蛋	100
蚬	100
鸡肝	96

猪肝	94
沙丁鱼	91
猪肉	90
旗鱼	89
竹笑鱼	89
牛肝	88
鱿鱼	86
鸡肉	85
牛肉	79
牛奶	74
虾	73
鲑鱼	66
大豆	56

由表4可以看出，肉类等动物性蛋白质比大豆等植物性蛋白质的蛋白质生物价高，即动物性蛋白质的质量更高。蛋白质生物价达到100的只有两种食物，分别是鸡蛋和蚬，不过我并不建议大家只吃这两种食物。

每天的蛋白质摄入标准为"体重（kg）×1g"。举例来说，如果当我们在早餐和午餐时不能摄入足量蛋白质，就可以在晚餐选择蛋白质生物价较高的食材来补充。

另外，很多有问题行为的孩子会挑食，这样就很难通过饮食为人体补充蛋白质。而蛋白质不足会导致身体内脏器难以正常发挥生理功能，消化吸收功能可能会下降，因此无论成年人还是孩子，如果无法通过饮食充分摄入蛋白质，饮用蛋白粉同样可以作为有效的辅助手段。

一开始可以按照"体重（kg）×0.5g"的标准摄入蛋白粉。请根据实际情况，从孩子可以接受的饮用量开始。如果孩子不愿意饮用，也可以将蛋白粉混入浓汤或者汉堡的肉中。哪怕每次只摄入很少的量也可以，重要的是坚持下去。只要坚持服用蛋白粉，身体内的脏器就能充分发挥生理功能，孩子也能逐渐习惯饮用标准量的蛋白粉，一般而言，3个月后就能够看到明显的变化。

另外，经常有人担心蛋白质摄入过量会损害肾脏，其实，每天只要是按照"体重（kg）×蛋白质4.4g以下"的摄入量摄入都对身体无害，所以前文中推荐的蛋白质摄入量完全没问题。以体重50kg的人为例，安全量相当于每天摄入220g蛋白质，也就是大约1.8kg猪肉、32个鸡蛋、1/3袋蛋白粉。显而易见，人在一天时间内不可能消耗这么多食物。

说到底，连正常饮食的人都可能会出现缺乏蛋白质的情况，所以担心蛋白质摄入过量可谓是杞人忧天。

补铁的方法与标准

可以通过饮食来补充铁蛋白。为了更好地补铁，大家应该了解一下铁的种类和吸收率。

我想告诉大家的是想补铁就要吃肉。很多人会说："菠菜和羊栖菜①不行吗？""我每天早晨都会吃西梅干，竟然还是缺铁……"从研究结果和实践上来看，吃菠菜、小松菜②、羊栖菜、西梅干对补铁的作用不大。

原因之一是植物性食品中铁的含量远远少于动物性食品中铁的含量。原因之二是由于植物性食品与动物性食品所含的铁的种类不同：动物性食品中所含的铁主要是血基质铁，而植物性食品中所含的是非血基质铁，身体对植物性食品中所含的非血基质铁的吸收率较低，只有身体对动物性食品中所含的血基质铁吸收率

---

① 羊栖菜是马尾藻，属藻类植物。铁的含量十分丰富，每100g羊栖菜约含铁99.4mg。

② 小松菜是普通白菜的变种。原产中国，在日本普遍栽培。

的1/10，补铁时如果只摄入含有非血基质铁的植物性食品就相当于绕了远路。因此，我不推荐大家吃植物性食品来补铁。

在动物性食品中，红肉所含的血基质铁更加丰富。如果想高效吸收血基质铁，请大家选择吃动物肝脏、牛瘦肉，以及鲣鱼、金枪鱼等鱼类。

对于使用铁剂，我推荐大家选择螯合铁剂。人体对经过螯合加工的铁的吸收率能够提高数倍，而且铁经过螯合会变得更容易入口，更容易为人所接受，人们更愿意坚持服用。

另外，需要注意铁和维生素E同时摄入会影响人体对它们的吸收，所以应错开二者的服用时间。

第10节

实行低糖饮食的窍门

儿童施行低糖饮食的窍门

我们说要控制儿童饮食中的糖分，但控制的薄弱环节在于孩子们吃由学校供应的午餐。学龄前儿童和中小学生一样大多也在幼儿园用餐，而学校菜单的构成参考了均衡饮食标准（详见本书第26页），食物中所含糖分自然会过量。

与幼儿园一样，中小学校供应的食物也存在糖分过量的问题，另外，还有不少幼儿园会供应坚果作为孩子们的零食。

我认为，家长没有必要完全控制孩子的饮食。让孩子带饭去学校是一个不错的方法。不过，如果带饭给母亲增加了负担，最好还是避免使用这种方法，因为这对于整个家庭来说毕竟不是好事。孩子有自己的世界，如果班里总是只有自己吃和别的同学不一样的食物，这会给孩子造成精神负担。从这两个方面来看，最好不要让孩子带饭到学校，而只需要在孩子吃早餐和晚餐时做到控制糖分就可以了。

可以和孩子进行良好的沟通，告诉孩子控制糖分摄入的原因以制定亲子之间的低糖饮食规则，如"不能盛大份饭""不能加饭"，在可行范围内控制糖分的摄入。

另外，要让孩子们充分利用体育课和休息时间进行身体活动，运动可以增加能量消耗，在一定程度上可消耗摄入的糖分。

哪怕只是简单的限制，与过去过量摄入糖分的情况相比，你也能看到孩子身上出现的明显变化。改变习惯需要花费时间和精力，如果没有耐心就会因为改变过于剧烈而得不偿失，导致半途而废，无法坚持。

"身体不适就喝粥"不可取

"孩子身体不舒服的时候，该吃什么好呢？"

这是以前一位带着孩子来诊所的母亲咨询我的问题。身体不舒服的时候，大家一般会想到喝粥，但我的答案还是要摄入蛋白质。

理由很简单，因为蛋白质比碳水化合物更容易消化。

不知道为什么大家总是认为粥和乌冬面"容易消化"。然而，实际上，谷物类食物并不容易消化。研究发现，大米和乌冬面可在胃中停留12个小时，而肉类等这类富含蛋白质的食物不仅在食用后一个小时内就会被消化吸收掉。

蛋白质的消化过程会在胃里进行。身体不适时，吃富含蛋白质的食物不仅不会给肠道造成多余的负担，还能让身体吸收必需的营养成分。

虽然身体不适，但身体无须摄入能量，那就吃特定的食物。

只要吃了食物，肠胃就要工作，不能得到休息。在这个时候的最好方法是摄入足量水分，好好睡觉，把身体调理好。

另外，在没有食欲，又想补充营养的时候，请选择富含蛋白质的食物而不是含糖分的食物。

当然，我并不是让大家在身体不适时多吃肉，而是推荐大家选择蛋白粉而且只需饮用身体能够吸收的冲泡好的蛋白粉就行。

婴儿的辅食中也要加入肉、蛋、鱼

一提到粥，大家可能会想到婴儿的辅食。一般人认为，婴儿的辅食要从浓稠的粥逐渐过渡到固体食物。可是我对此持不同意见。

婴儿在吃母乳时，能够为身体摄入铁和蛋白质（虽然母体可能会因为分泌乳汁而导致铁大量流失）。但是，从进入吃辅食阶段开始，婴儿的身体就被糖分所"占领"。

铁和蛋白质是人体发育中不可或缺的营养成分，哪怕是在婴儿时期。可是《育儿指南》建议首先让婴儿习惯吃米，然后是蔬菜，接下来才是摄入蛋白质。

我接待过许多带着婴儿来诊所的母亲。这些母亲说，她们的孩子在一天的大部分时间里都在哭。晚上孩子也难以入睡，给她们的身体和精神都造成了负担，所以她们才带孩子来诊所。

真正的原因是，如果母亲缺铁，那么婴儿往往非常爱哭，而且哭得停不下来，甚至已经超过了"婴儿的任务就是哭"的程度。

其实，和成年人一样，婴儿的辅食中也要加入富含铁和蛋白质的蛋、肉、鱼类食物。或许有很多母亲没有时间准备它们，我推荐大家选择肝酱。另外，含铁的奶粉也是不错的选择。

婴儿在充分吸收这些营养成分后的变化是非常显著的，他们会变得安静听话、心情愉悦，时而露出笑容。

第二性征发育时要注意避免孩子缺乏铁和蛋白质

在本章最后，我想告诉母亲们一个必须要了解的内容。孩子们从10岁开始就会进入青春期，第二性征开始发育。第二性征发育期是指男性和女性在体貌上开始出现区别的时期。

大多数女孩子从这时开始来月经。如果不注意补充营养，在月经初潮到来后1~2年，女孩体内的铁就会逐渐枯竭。如果置之不理，其结果一定是引发OD。

女孩开始来月经后，每天应该增加"体重（kg）×1.5g"的蛋白质摄入量。当然不是突然增加，而是根据实际情况逐渐增加。

那么，补充铁和蛋白质是不是和男孩没有关系呢？毫无疑问，当然有关系。第二性征发育期是身体迅速生长的时期。男孩和女孩一样需要补充铁和蛋白质，否则将无法满足人体的生长发育的需求。

与女孩相比，男孩对缺铁状态的耐受性更差，所以更容易表现出各种各样的问题，其中就有OD和拒绝上学。另外，缺乏维生素同样会导致代谢缓慢，症状为易疲劳、心神不宁、精神不振……

我们能做到的就是补充营养。请大家遵循"高蛋白+低糖+高铁"的总原则，规范饮食，多吃肉，充分利用蛋白粉和铁剂等营养补剂，注意日常调理。

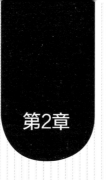

第2章

治疗孩子情绪问题
和失控行为的案例

前文中，我已经提到孩子们出现问题行为的原因在于缺乏铁、蛋白质及糖分摄入过多。

本章将采用漫画的形式为大家介绍通过改善质性营养失调，孩子们身上实际发生的变化。

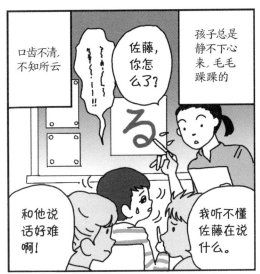

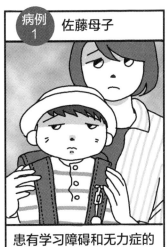

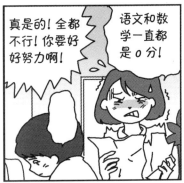

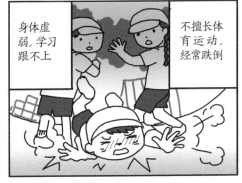

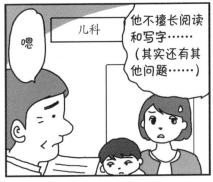

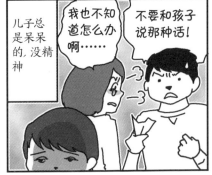

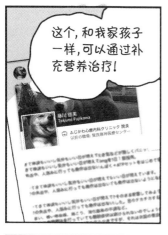

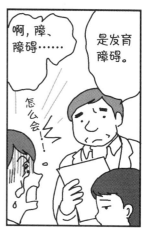

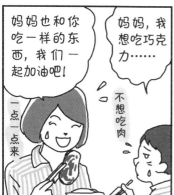

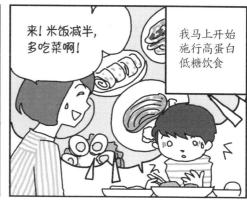

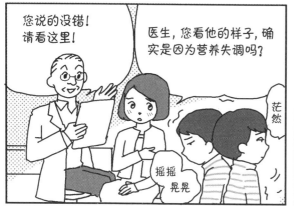

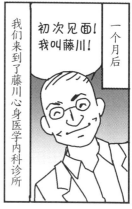

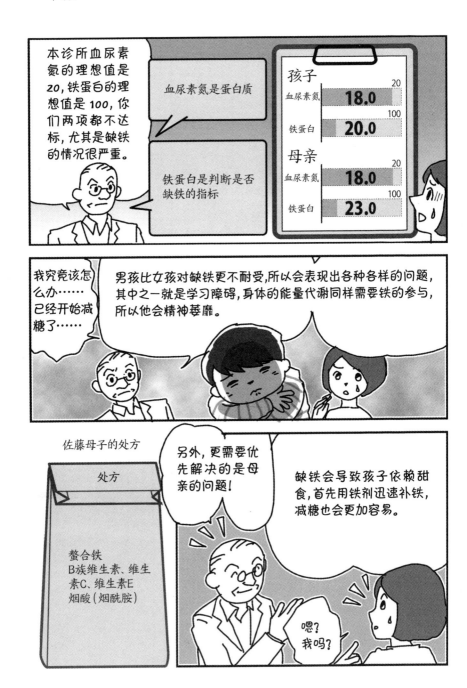

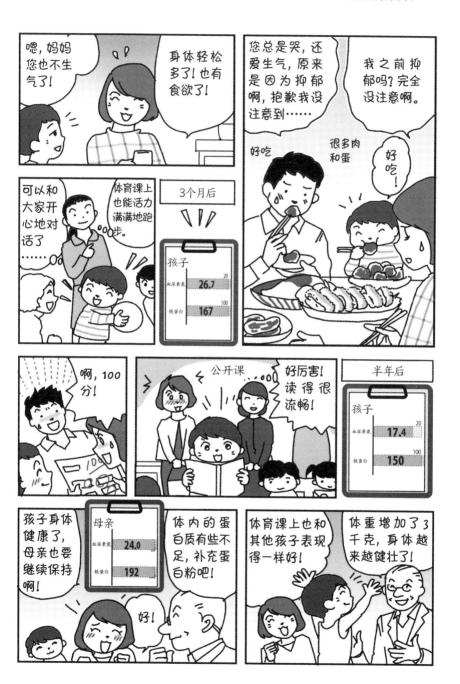

孩子患有学习障碍，母亲居然也有抑郁症

这是母亲首先恢复健康之后，孩子的问题行为逐渐改善的代表性病例。

佐藤（化名）母子是在两年前来我的诊所就诊的。当时，上小学1年级的儿子在母亲旁边坐立不安，一直安静不下来。

他们来到这里的原因是儿子被诊断为LD。当母亲束手无策，不知该如何是好时，通过网络知晓了我的诊所。于是她对营养疗法产生了兴趣，来诊所之前已经开始改善饮食了。

不过，母亲在叙述孩子的病情时，表现得如同自己陷入绝境一般……她总是训斥儿子，一副慌慌张张的样子。观察她的表现，我预料这位母亲存在抑郁的症状。

看到血液检查的结果，我确信了自己的想法。母亲的铁蛋白竟然只有23ng/mL，儿子的铁蛋白也只有20ng/mL，这对母子都

有严重缺铁的情况。

虽然他们在来我的诊所前已经开始施行低糖饮食，可是由于没有解决缺铁的问题，两人还是摄入糖分过量，所以减糖并无成效。于是，我建议两人优先使用铁剂。另外，最重要的是母亲要首先恢复健康。我告诉孩子的母亲，如果自己的精神和身体处于痛苦中，就不会有足够的精力去关注和改善孩子的健康。

■半年后成为优等生

佐藤女士开始改善饮食后，全家人都开始减少糖分摄入量，并且摄入足量肉和鸡蛋，使用补剂补充B族维生素、维生素C、维生素E和烟酸（烟酰胺）等营养成分。3个月后，母亲不再焦躁，儿子也逐渐能够静下心来。半年后，儿子原本发育迟缓的语言功能也得到改善，不仅能和周围的人顺畅地交流，而且在课堂上也能专注听讲、积极发言了。

令人惊讶的是儿子的学习成绩显著提高，治疗前都是0分的语文和数学，在治疗后竟然取得了双百的好成绩，进入了优等生的行列。母亲也变得开朗，完全恢复了健康。

■治愈发育障碍靠的是母亲的力量

在处方中加入烟酰胺补剂的目的是让孩子静心安神。烟酸具有抗焦虑的效果，也有解热、缓解皮肤瘙痒的功效，烟酰胺是由烟酸加工而成的物质，不容易对人体产生副作用。但是各人的体质有所不同，有些人使用烟酸可能会对身体产生强烈的副作用，所以大家可以先使用小剂量烟酰胺，然后根据身体情况调整用量。佐藤女士的儿子不仅有LD，还有ADHD的倾向，所以，我在他的处方中加入了烟酰胺补剂，疗效显著。

虽然积极使用补剂是孩子的健康状况得以改善的重要原因，但最重要的原因还是在于母亲自己积极学习营养知识，以及改善了孩子的饮食环境。

与成年人相比，孩子的新陈代谢更快，所以，饮食环境的改善可以让孩子的病情很快地得以好转。同理，饮食环境变坏会使孩子的病情恶化得更快，所以大家应该尽早带孩子去诊所就医。

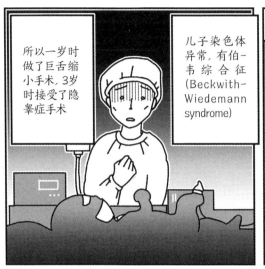

所以一岁时做了巨舌缩小手术，3岁时接受了隐睾症手术

儿子染色体异常，有伯-韦综合征 (Beckwith-Wiedemann syndrome)

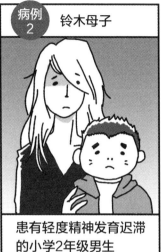

病例2 铃木母子

患有轻度精神发育迟滞的小学2年级男生

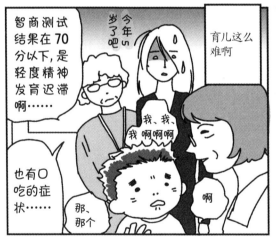

智商测试结果在70分以下，是轻度精神发育迟滞啊……

今年5岁了吧

育儿这么难啊

我、我、我 啊啊啊啊

也有口吃的症状……

那、那个

啊

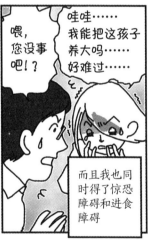

喂，您没事吧!?

哇哇……我能把这孩子养大吗……好难过……

而且我也同时得了惊恐障碍和进食障碍

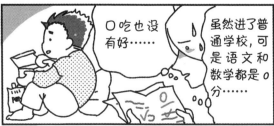

口吃也没有好……

虽然进了普通学校，可是语文和数学都是0分……

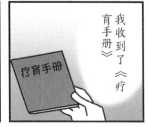

我收到了《疗育手册》

疗育手册

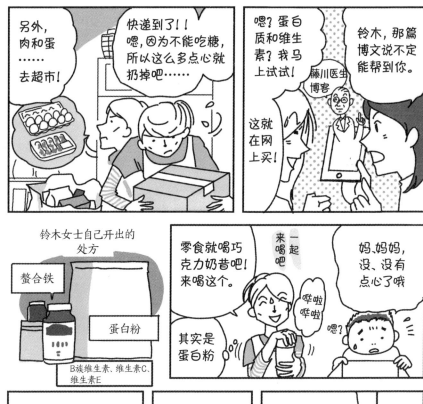

铃木女士自己开出的
处方

螯合铁

蛋白粉

B族维生素、维生素C、
维生素E

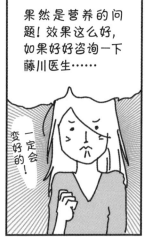

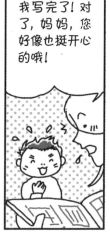

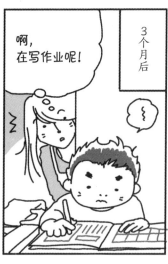

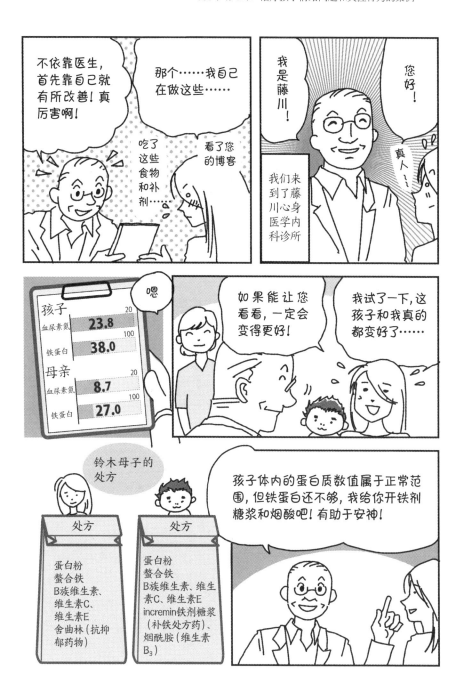

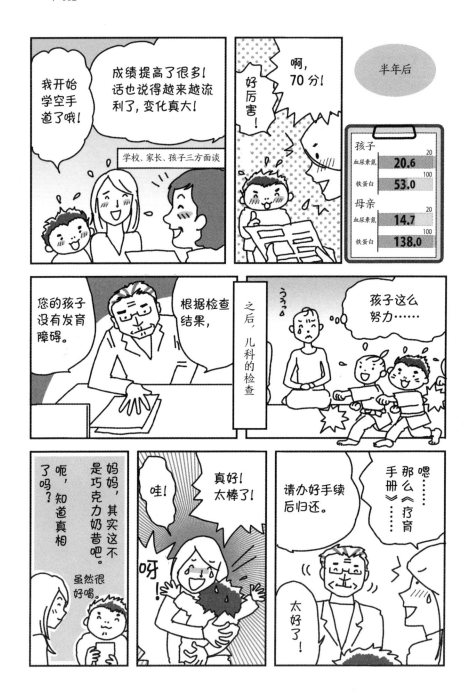

母亲在自学中感受到营养疗法的效果

铃木（化名）女士不仅自己患有惊恐障碍和进食障碍，而且她的孩子也有发育障碍，以致家庭陷入困境中。

不过，她在来诊所就医前的3个月就已经开始自学并施行营养疗法。通过摄入铁、蛋白粉、B族维生素、维生素C、维生素E，铃木女士的症状逐渐得到改善，身体情况开始好转，情绪也变得积极乐观。为了彻底治愈自己和孩子的病，于是她带着有轻度精神发育迟滞、上小学2年级的儿子来到了我的诊所。

第一次见面时，我并没有观察到母亲有惊恐障碍和进食障碍的症状。虽然从她的儿子身上能够观察到一些发育迟缓的迹象，不过孩子的情绪平静，看起来就像是普通孩子。我很佩服母亲，因为这些都是她在来到诊所前所做努力的结果。

此前，儿子就被确诊为"伯-韦综合征"，这是一种染色体异常疾病。如果孩子有染色体异常的问题，就需要摄入比普通孩子更多的维生素来保障神经系统正常发挥作用。本书第50页详细介绍了哈雷尔博士的研究，解释了在有智力发育问题的病例中存在辅酶（维生素）活性不足的问题。

有发育障碍的孩子无法从正常饮食中摄取到人体必需的维生素的量。所以，他们需要使用补剂，适当补充人体所需。

■ 补铁后第9个月，"没有发育障碍"

只服用了3个月的蛋白粉，儿子的血尿素氮的数值就恢复正常了。此外，因为母子二人的铁蛋白值都偏低，所以我给孩子增开了处方药——incremin铁剂糖浆。患者服用铁剂时会有恶心的症状，所以我会在给孩子开药时选择带有甜味的铁剂糖浆。

同时，我在处方里加入了用于安神的烟酰胺，蛋白粉的建议服用量为"体重（kg）×2g"。

从那以后，儿子变化显著。在学习方面，他取得了优异成绩；在生活方面，他开始积极锻炼身体，学习空手道。另外，在发育迟缓的语言方面，他不再结巴，且能够流利地说话。9个月后，儿子接受了智力检查，诊断结果为"没有发育障碍"。《疗育手册》变得多余，所以母亲就将它归还了。

■ 没有强行停药

现在，这位母亲依然在坚持服用抗抑郁的药物。她认为：

"虽然症状减轻了，但我还是不敢停止服药。"虽然通过充分摄入营养，症状已经大幅减轻，可以不必再坚持服药，但是我尊重母亲的意见。

当然，我的观点是完全可以停止服药，但还是尊重患者本人的意愿。坚持服药能够给患者带来心理安慰和精神慰藉，而且我不能确定强行停药会更益于患者。综上分析，母亲"现在还需要服药"。

所幸的是铃木女士并不需要同时服用其他药物，而且她现在依然在坚持复查，我会持续关注她，相信她最终一定能够停止服药。

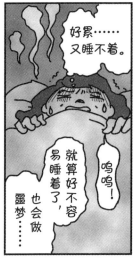

好累……又睡不着。

就算好不容易睡着了，也会做噩梦……

呜呜！

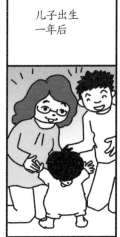

儿子出生一年后

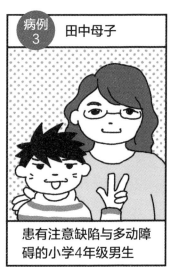

病例 3

田中母子

患有注意缺陷与多动障碍的小学4年级男生

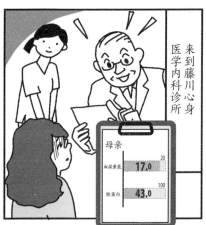

来到藤川心身医学内科诊所

母亲

		20
血尿素氮	**17.0**	
铁蛋白	**43.0**	100

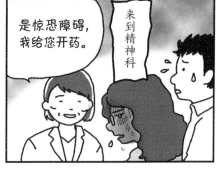

来到精神科

是惊恐障碍，我给您开药。

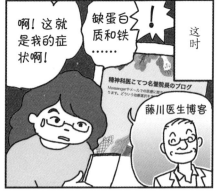

这时

啊！这就是我的症状啊！

缺蛋白质和铁……！

精神科医こてつ名誉院長のブログ

藤川医生博客

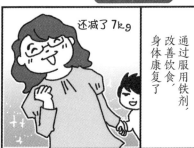

通过服用铁剂，改善饮食，身体康复了

还减了7kg

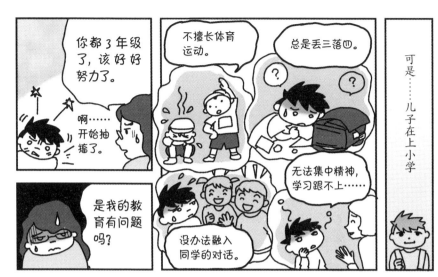

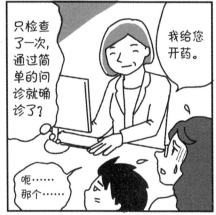

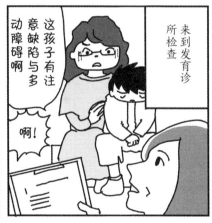

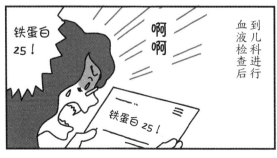

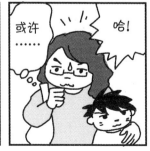

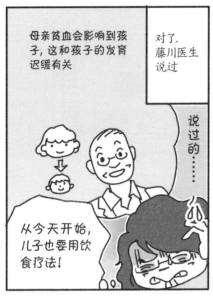

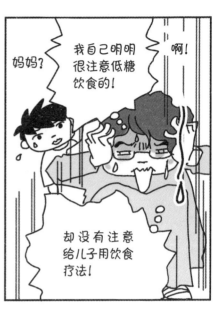

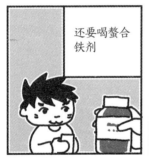

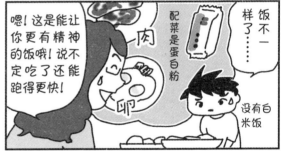

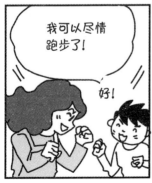

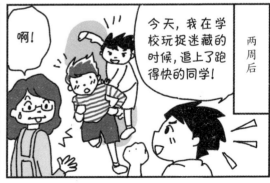

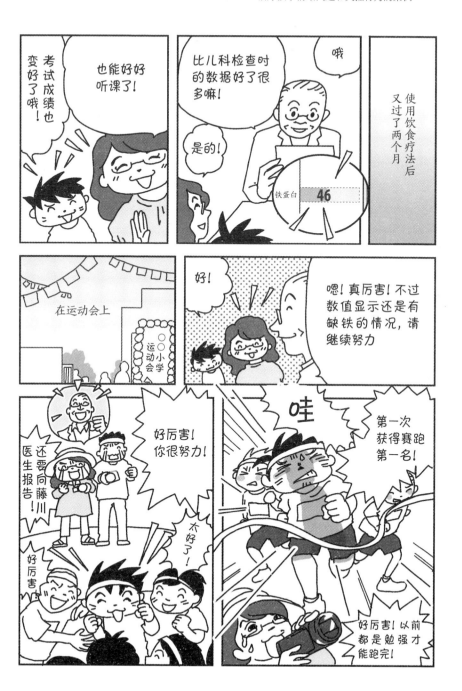

病例3

为了孩子，母亲应首先克服自己的惊恐症

田中（化名）母子的情况是孩子的母亲为了治疗自己的疾病，和自己的丈夫一起来到诊所就诊。

儿子一岁时，田中女士因为产后和育儿压力过大而患上了惊恐症，出现做噩梦、幻觉、失眠等症状，她被这些症状所困扰。在诊所就诊时，我能明显观察出她心神不宁、偏执，说话不得要领。

通过进一步的沟通，我发现她有严重偏食的情况，血液检查的结果当然是严重缺乏铁和蛋白质。我给她开了铁剂，同时建议她改善饮食……于是，她的病情不仅有所好转，还顺利减重。

将高糖饮食调整成高蛋白低糖饮食后，无论患者原来体重过轻还是过重，都能够恢复正常体重。

■ 运用知识和经验治疗孩子的ADHD

田中女士的症状逐渐得到改善，而正在上小学4年级的儿子却被诊断为ADHD。专科医生虽然开了处方药，可是田中女士根据自身的经验，另外给孩子做了血液检查，测定铁蛋白。结果显示，数值只有25，于是她意识到儿子严重缺铁，有质性营养失调的情况。

意识到这一点后，田中女士迅速采取行动。她带孩子来到我的诊所就诊，而我只是为孩子做了检查，提出一些饮食和营养方面的指导意见。

第一次见面的时候，男孩一直在不停地跺脚，心神不宁。两个月后，当我再次见到他时，虽然依然有缺铁的情况，不过他已经能安静地坐在椅子上认真地听我说话了。可以说，大部分功劳都是母亲的。靠母亲的努力和付出，通过改善饮食、积极使用补剂而使儿子的症状得到了改善。

■ 父母的关心，孩子的喜悦

一开始，老师向母亲反映她的儿子在学校的糟糕表现：视力有问题；跑得慢，容易摔倒；在参加需要运动的游戏时，跟不上其他孩子；坐在桌子前，就算铅笔掉了也不能发现，而且很难接住掉下去的东西，等等。

虽然老师反映了孩子的很多问题，然而只说了一句"请您温柔地善待他"，并没有给出任何具体的建议，这让母亲不知所措。

在这样的情况下，母亲开始施行营养疗法，一段时间后，儿子的症状逐渐得到改善，在学校的表现也有所进步，几乎每一天都会带回令人欣喜的消息，如"我跑得更快了""跑再久也不会累"。

这个病例让我强烈地感受到孩子每天的进步是母亲努力和付出的动力。

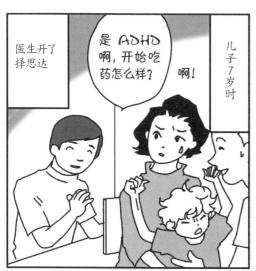

医生开了择思达

是ADHD啊，开始吃药怎么样？

啊！

儿子7岁时

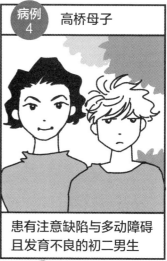

病例 4 高桥母子

患有注意缺陷与多动障碍且发育不良的初二男生

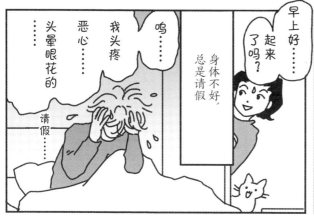

呜……

我头疼

恶心……

头晕眼花的……

请假……

身体不好，总是请假

早上好……起来了吗？

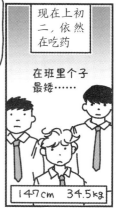

现在上初二，依然在吃药

在班里个子最矮……

147cm 34.5kg

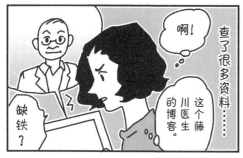

查了很多资料……这个藤川医生的博客。

啊！

缺铁？

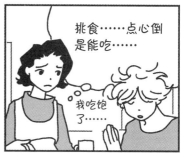

挑食……点心倒是能吃……

我吃饱了……

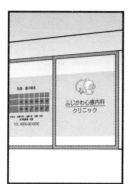

书上规定男性铁蛋白低于50属于缺铁……果然应该去藤川诊所！

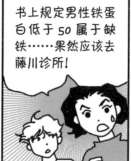

孩子的铁蛋白数值是47

啊！

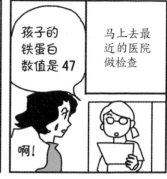

马上去最近的医院做检查

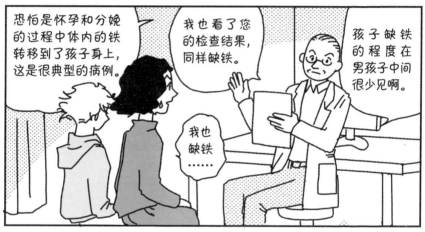

恐怕是怀孕和分娩的过程中体内的铁转移到了孩子身上，这是很典型的病例。

我也看了您的检查结果，同样缺铁。

我也缺铁……

孩子缺铁的程度在男孩子中间很少见啊。

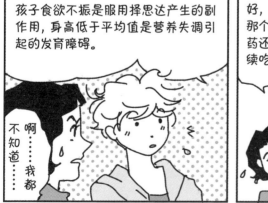

孩子食欲不振是服用择思达产生的副作用，身高低于平均值是营养失调引起的发育障碍。

啊……不知道……我都

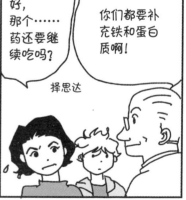

好，那个……药还要继续吃吗？

你们都要补充铁和蛋白质啊！

择思达

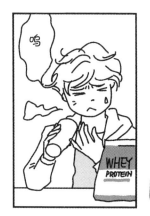

高桥母子
的处方

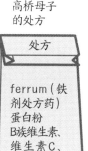

处方

ferrum（铁
剂处方药）
蛋白粉
B族维生素、
维生素C、
维生素E

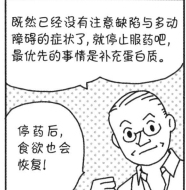

既然已经没有注意缺陷与多动障碍的症状了，就停止服药吧，最优先的事情是补充蛋白质。

停药后，食欲也会恢复！

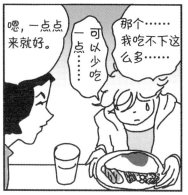

嗯，一点点来就好。

一点……

可以少吃

那个……我吃不下这么多……

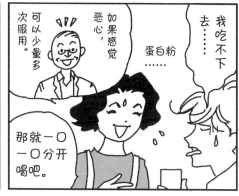

可以少量多次服用。

如果感觉恶心，

蛋白粉……

我吃不下去……

那就一口一口分开喝吧。

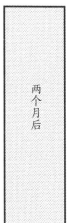

两个月后

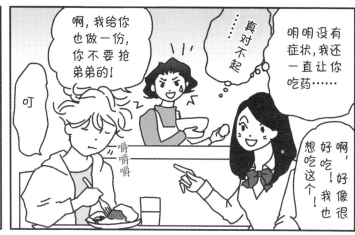

啊，我给你也做一份，你不要抢弟弟的！

真对不起

明明没有症状，我还一直让你吃药……

啊，好像很好吃！我也想吃这个！

嚼嚼嚼

可

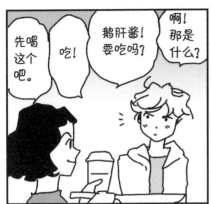

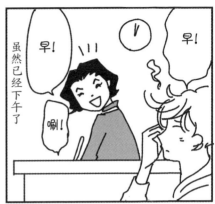

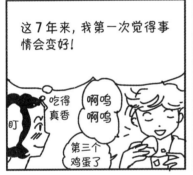

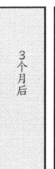

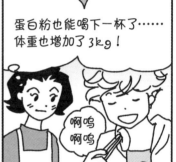

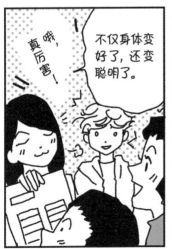

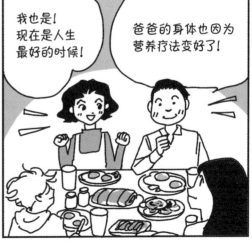

因为药物副作用，ADHD男孩发育迟缓

在这个病例中，男孩自从7岁被确诊为ADHD之后，一直到14岁都在服用择思达。遗憾的是，药物的副作用导致他产生了一系列症状。

他是全年级身高最矮、体重最轻的孩子，这是由于长期食欲不振导致质性营养失调和量性营养失调，影响了他的生长和发育。原因在于他在7岁时被诊断为ADHD，从那以后坚持服用择思达。

择思达和专注达都是用于治疗ADHD的处方药，副作用是服用者的食欲下降，进而引起发育障碍。另外，有证据显示，这两种药物还会提高服用者将来患上精神分裂症和双向情感障碍的风险。

ADHD是一种常见于幼年男孩身上的发育障碍，大多数情况下在上初中后症状会自然消失。其实在这个病例中，男孩身上已经

没有ADHD的症状了。

因此，我认为他已经没有必要继续服药，于是改服铁剂，让他优先补充铁、蛋白质和维生素。

缺乏蛋白质会导致体内脏器衰弱，会喝不下蛋白粉。高桥也不例外，他在一开始也喝不下规定剂量的蛋白粉，所以我建议他早、中、晚各一次，每次只喝5g（一口的量）。同时，在饮食中增加少量肉类和鱼类食物，然后逐渐加量。

尽管蛋白质的摄入量并没有达到标准，但这并不是没有意义的。哪怕每次只喝一口，身体也实实在在地补充了营养。只要坚持下去，脏器就能恢复正常工作，蛋白质的摄入量也会逐渐增加。

对于一个14岁左右的孩子来说，每天应该吃200g肉类食物和3个鸡蛋。

■ 身体渴望发育

停止服药3个月后，高桥（化名）的身高和体重都发生了明显的变化：身高从147厘米增长到151厘米，体重从34.5千克增加到40千克。他虽然在初中2年级的学生里依然显得瘦弱，但是与之前相比已经强壮了很多，并且今后还会继续成长。

目睹发生在他身上的巨大变化，让我再次陷入对治疗ADHD的方法的思考之中。孩子的身体正在发育，渴望吸收更多的营养成分。在需要为他们的身体提供足量的铁和蛋白质的时期，真的还有必要继续服用那些抑制成长和发育的药物吗？即使孩子不再表现出任何症状。

■ 副产物是家人健康和家庭幸福

高桥一家采用的是高蛋白低糖的饮食疗法，并且坚持服用蛋白粉和促ATP套装。

儿子自不必说，父母的身体也变得非常健康，姐姐的数学成绩迅速提高，一家人其乐融融。这个家庭给我留下了深刻的印象。

从那以后，我希望通过营养疗法让越来越多的家庭摆脱由药物的副作用所产生的困扰，获得亲人症状得以改善的副产物——家人健康和家庭幸福。

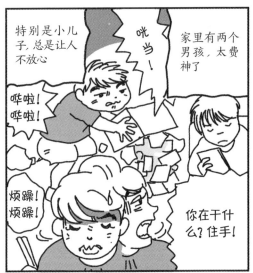

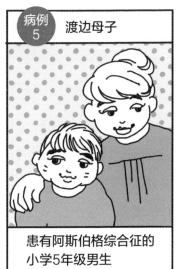

患有阿斯伯格综合征的小学5年级男生

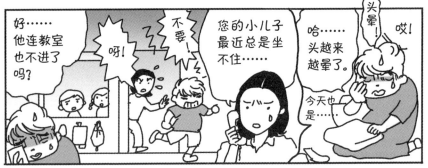

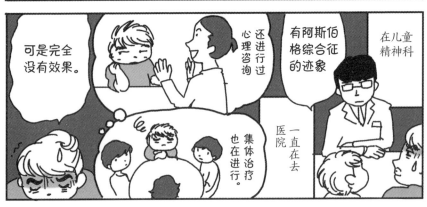

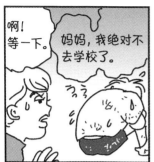

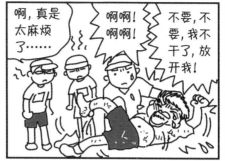

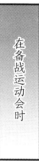

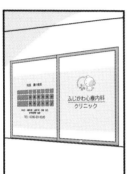

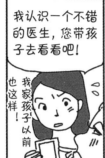

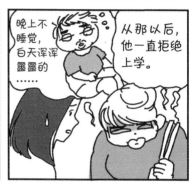

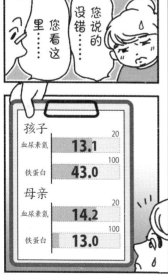

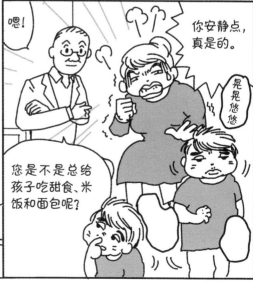

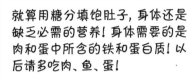

就算用糖分填饱肚子，身体还是缺乏必需的营养！身体需要的是肉和蛋中所含的铁和蛋白质！以后请多吃肉、鱼、蛋！

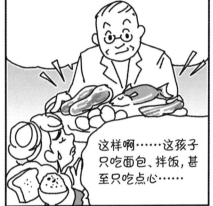

这样啊……这孩子只吃面包、拌饭，甚至只吃点心……

两位都有严重缺乏铁和蛋白质的情况。孩子的发育障碍是质性营养失调引起的。

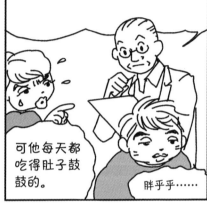

可他每天都吃得肚子鼓鼓的。

胖乎乎……

渡边母子的处方

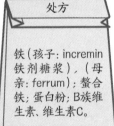

处方

铁（孩子：incremin 铁剂糖浆），（母亲：ferrum）；螯合铁；蛋白粉；B族维生素、维生素C。

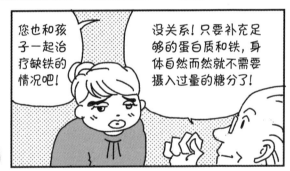

您也和孩子一起治疗缺铁的情况吧！

没关系！只要补充足够的蛋白质和铁，身体自然而然就不需要摄入过量的糖分了！

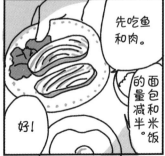

先吃鱼和肉。

面包和米饭的量减半。

好！

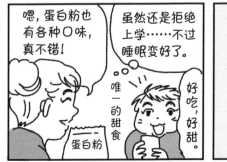

嗯，蛋白粉也有各种口味，真不错！

虽然还是拒绝上学……不过睡眠变好了。

唯一的甜食

蛋白粉

好吃，好甜。

两个月后

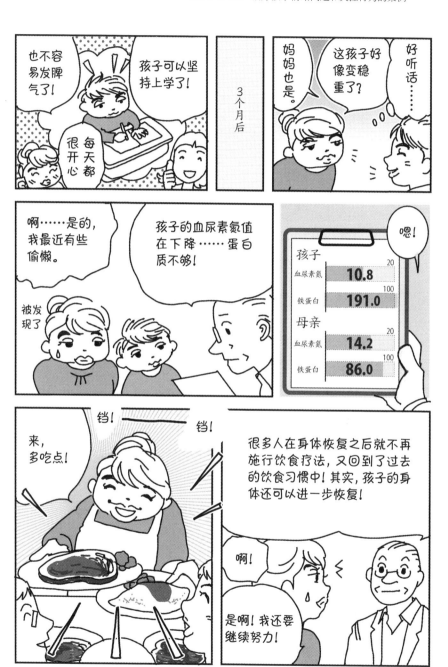

起身时头晕并不是正常的

渡边（化名）女士曾经为孩子的易怒、协调性差而烦恼，带孩子来到我的诊所就诊时，她多次训斥安静不下来的儿子。我观察到这位母亲的情绪不稳定，焦躁不安就让母子二人同时做全面检查，包括血液检查。

检查结果显示，母子俩都有严重缺乏铁和蛋白质的情况。

这位母亲有起身时头晕的情况并且非常严重，于是，我采取营养治疗方法，为母子俩都开了铁剂。

时常有患者对我说："自从生了孩子以后，我每天都感觉心慌，起身时头晕是正常的吧？"

这句话的潜台词是与我的情况相类似的人也会出现如我一样的症状，这可能就属于"正常"现象。其实，起身时头晕并不正常，如果你的健康状况良好，是不会出现这样的症状的。

除了起身时头晕，易疲劳、早晨起不来、气短等症状如果持续几年甚至几十年，相当多的母亲就会将它们当成理所当然的事情。只有在自己彻底摆脱了它们，身体恢复健康之后，她们才感受到"这是我这辈子身体最舒服的时候"！

如果所有人都会出现症状，那么说明所有人都缺铁，都有质性营养失调的问题，关于这点，可以用真实数据来说话。

■ 开始出现变化后也不能大意

很多母亲会担心，自己和孩子真的能摆脱高糖饮食的生活吗？大家可以在补充足量铁和蛋白质的同时将米饭的量减半，吃更薄的切片面包……改变，从细微之处开始就行。

渡边女士告诉我，她注意到孩子和自己的情绪稳定的时间越来越长，就会感到付出有了回报，从而能够以愉快的心情继续坚持。

可是3个月后的血液检查结果显示，孩子的血尿素氮值很低。这意味着孩子的身体内缺乏蛋白质，当我指出来时，母亲对我说："我最近有些松懈。"

不仅是渡边女士，许多患者在身体情况有所好转后就松懈下来，又再次回到高糖饮食生活中。饮食生活一旦恢复原样，症状就会复发。

营养治疗的目的是治本，既然要治本，就要改变根深蒂固的旧习惯。这件事其实并不简单，唯有坚持才能让营养疗法发挥真正的作用。

当然，人总是有麻痹大意的时候，我们对此无可奈何，重要的是犯错之后能及时改正。

犯了错，那就转换心情吧，就像这个病例中的渡边女士一样，相信"孩子的身体还可以进一步恢复"。

如果大家对成功改变饮食方式缺乏信心，那么只能采取不要把高糖食物放在孩子能拿到的地方这种办法了。为什么孩子在家能吃到高糖食物？因为母亲买了它们并将它们放在家里。

吃甜食容易上瘾，由于孩子难以凭借自己的意志力戒掉甜食，所以解决问题的方法是不要把甜食放在他们能看到的地方，不要让他们靠近甜食，尽可能让他们远离甜食。

顺带提一下，病例中男孩的阿斯伯格综合征已经彻底治愈，无须再来诊所。后来，母亲给我寄了一封信，上面写着"我们母子俩都很健康"。

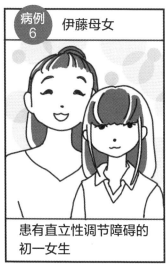

病例6　伊藤母女

患有直立性调节障碍的初一女生

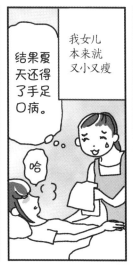

我女儿本来就又小又瘦

结果夏天还得了手足口病。

哈

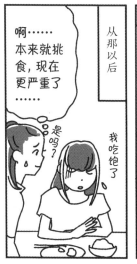

从那以后

啊……本来就挑食，现在更严重了……

是吗？

我吃饱了

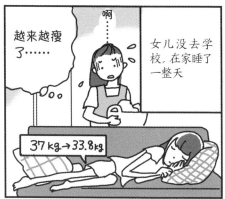

越来越瘦了……

啊

女儿没去学校，在家睡了一整天

37kg→33.8kg

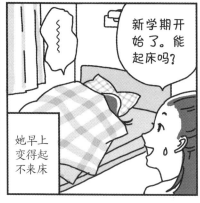

新学期开始了。能起床吗？

她早上变得起不来床

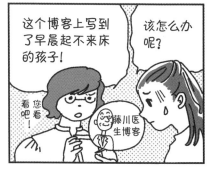

这个博客上写到了早晨起不来床的孩子！

该怎么办呢？

看吧！您看

藤川医生博客

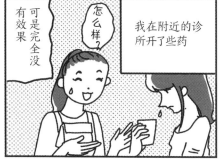

可是完全没有效果

怎么样？

我在附近的诊所开了些药

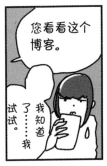
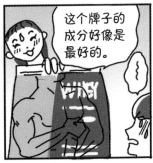

伊藤母女自己开始
使用的处方

蛋白粉

维生素C

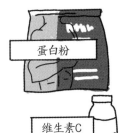
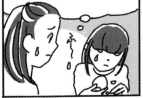

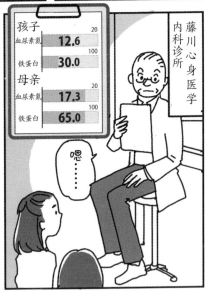
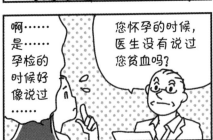

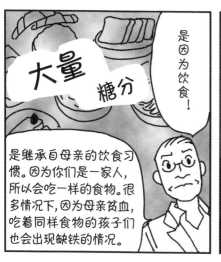

是因为饮食！

是继承自母亲的饮食习惯。因为你们是一家人，所以会吃一样的食物。很多情况下，因为母亲贫血，吃着同样食物的孩子们也会出现缺铁的情况。

啊……我女儿营养失调是因为饮食吗？

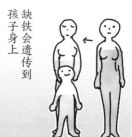

有九成日本女性缺铁，在缺铁的情况下怀孕、分娩，体内的铁会更加匮乏

缺铁会遗传到孩子身上

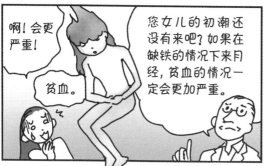

啊！会更严重！

贫血。

您女儿的初潮还没有来吧？如果在缺铁的情况下来月经，贫血的情况一定会更加严重。

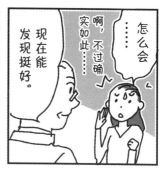

现在能发现挺好。

啊，不过确实如此……

怎么会

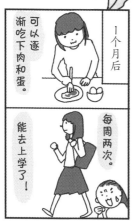

可以逐渐吃下肉和蛋。

1个月后

能去上学了！

每周两次。

伊藤母女的处方

处方

蛋白粉
螯合铁
B族维生素、维生素C、维生素E
promac D（补锌的处方药）、舒必利（Dogmatyl）（抗抑郁药，有增加食欲的效果）※仅孩子服用。

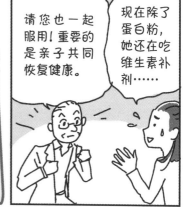

请您也一起服用！重要的是亲子共同恢复健康。

现在除了蛋白粉，她还在吃维生素补剂……

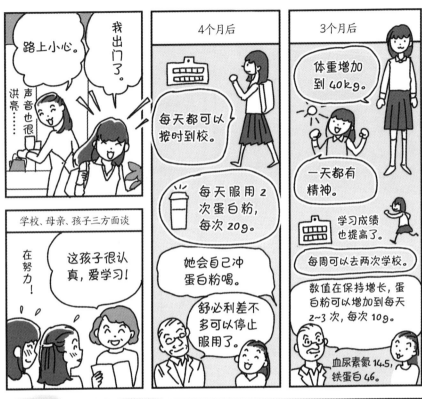

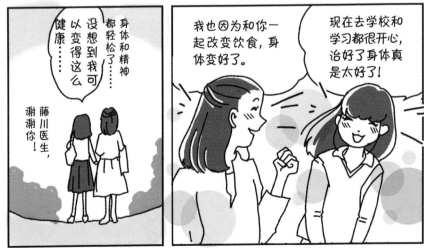

很多初中生受到典型直立性调节障碍的困扰

我听说现在有相当多的初中女生受到OD的困扰。伊藤（化名）女士的女儿就是其中之一，她也是在身体出现不适后渐渐地起不来床，在两个月后就拒绝上学了。

可能会有人认为拒绝上学是因为孩子的精神有问题，其实"早晨起不来""一直睡到傍晚"等现象无不说明孩子有严重缺乏铁和蛋白质的情况。

造成缺乏铁和蛋白质的原因还是在于母亲，她在妊娠期有贫血的情况。幸运的是女儿还没有来初潮。伊藤女士及早发现了女儿身体内缺铁的问题，并且希望能够改变这一状况。

■ 健康的才是美的

我给伊藤女士的女儿开出了"体重（kg）×0.5g"的蛋白粉、螯合铁和补锌的处方药（promac D），以及抗抑郁的药物舒必利

（Dogmatyl），这种药物可以促进食欲（后来，女儿不用再吃舒必利，现在坚持服用的处方药只剩下promac D了）。

血尿素氮和铁蛋白的数值都在稳步上升，4个月后她已经可以每天坚持按时到校了。在施行营养疗法后，女儿的脸色慢慢变得红润起来，和她一起生活的伊藤女士也感觉到身体情况在逐渐改善，她开心地说："没想到我可以变得这么健康。"

女儿和母亲的身体状况都在好转，笑容越来越多，性格越来越开朗。如今，看到她们，我深切地懂得健康的才是美的这一世间真理。

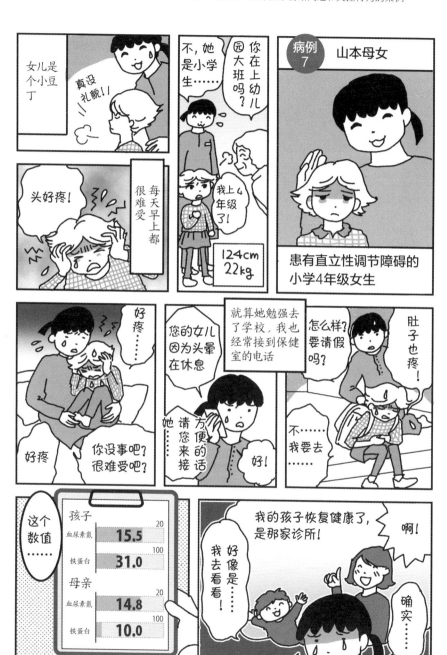

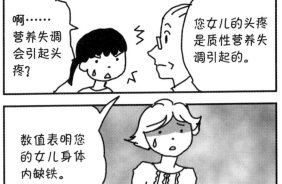

啊……营养失调会引起头疼？

您女儿的头疼是质性营养失调引起的。

数值表明您的女儿身体内缺铁。

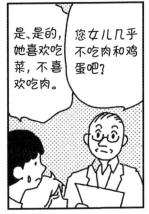

是、是的，她喜欢吃菜，不喜欢吃肉。

您女儿几乎不吃肉和鸡蛋吧？

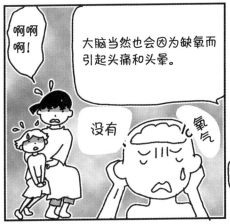

啊啊啊！

大脑当然也会因为缺氧而引起头痛和头晕。

没有

氧气

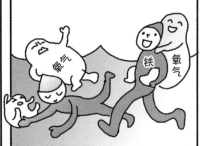

铁在体内有运输氧气的功能，所以缺铁会导致缺氧。

铁

氧气

肠胃虚弱同样是因为缺乏蛋白质，导致肠胃和消化酶出现了问题。没关系，有特效药。伊藤女士的缺铁情况也很严重，请两位一起进行治疗。

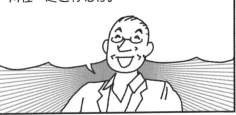

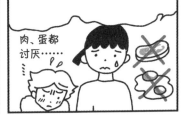

因为不吃肉和蛋吗？可是她还说肚子疼……这孩子有好多东西不能吃。

肉、蛋都讨厌……

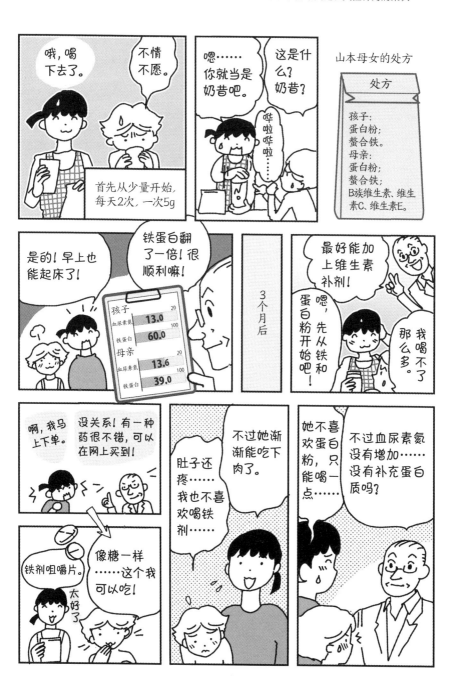

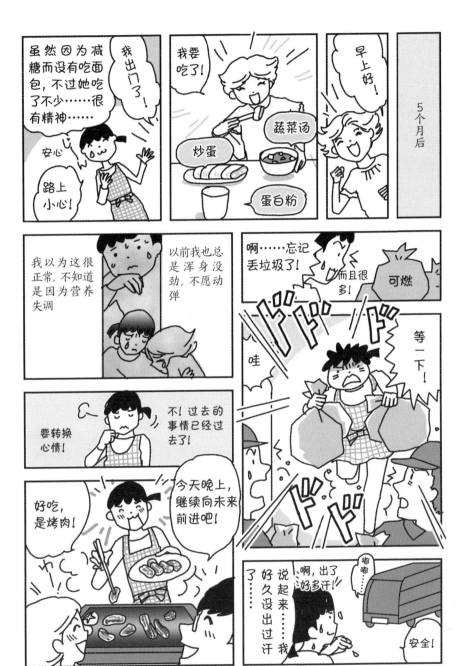

头痛也是因为缺铁

山本（化名）女士带着上小学4年级的女儿来到我的诊所时，说她的女儿经常会头疼。血液检查的结果表明母女俩体内都缺铁。缺铁会引发各种各样的症状，头痛是其中之一。铁能将氧气运往全身各处，如果体内缺铁，会导致大脑供氧不足，引起头晕和头痛。

血液检查的结果同样显示母女俩都有缺乏铁和蛋白质的问题。虽然表现出症状的是女儿，可母亲的铁蛋白值还不到女儿铁蛋白值的一半。可能是因为妊娠、分娩时流失了大量的铁，以及饮食方面一直在配合女儿"喜欢吃菜，不喜欢吃肉"的习惯。

我给两人的建议是补充铁、蛋白质和维生素。

■铁和蛋白质优先

然而，女儿有挑食的问题，更不用说让她喝各种补剂了。尽管如此，我还是建议她从优先补充的铁和蛋白质——喝蛋白粉和螯合铁补剂开始。蛋白粉每天喝两次，每次5g，然后观察身体情况。虽然同时补充维生素的效果会更好些，但我认为女儿开始喝蛋白粉和螯合铁已属不易，就没有勉强她再同时喝维生素补剂。

3个月后，女儿的铁蛋白值增加了一倍！另一方面，血尿素氮的数值并没有发生太大的改变，不过她开始吃少量的肉了。又过了两个月，女儿每天可以喝两次蛋白粉，每次20g，并且头痛的症状已经消失，她可以尽情享受校园生活了。

当然，母亲的身体状况也有很大改善，她开心地告诉我，现在她又出汗了，而这在以前的好长时间里没有出过汗。后来，山本母女彻底康复，就没再来过我的诊所。

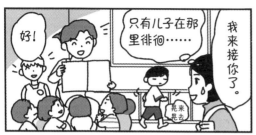

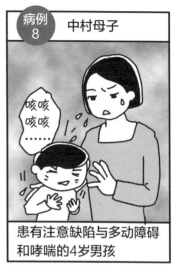

病例8　中村母子

患有注意缺陷与多动障碍和哮喘的4岁男孩

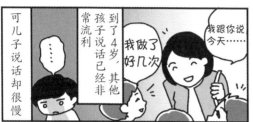

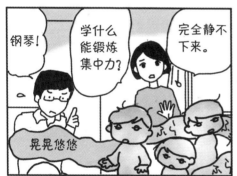

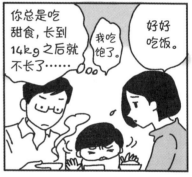

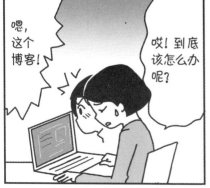

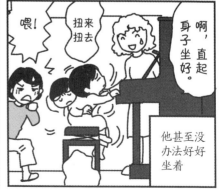

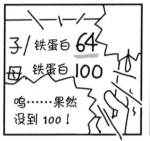

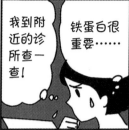

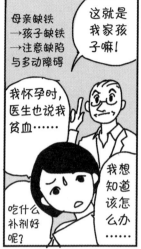

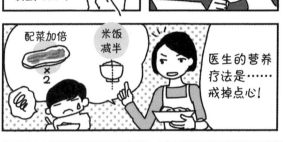

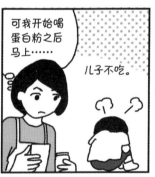

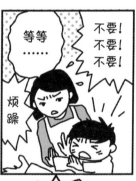

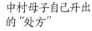

中村母子自己开出的"处方"

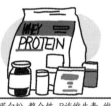

蛋白粉、螯合铁、B族维生素、维生素C、维生素E、ω-3脂肪酸

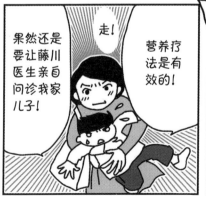

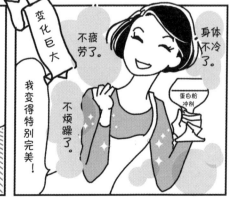

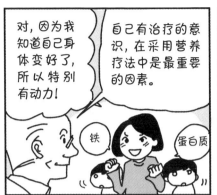

对,因为我知道自己身体变好了,所以特别有动力!

自己有治疗的意识,在采用营养疗法中是最重要的因素。

铁

蛋白质

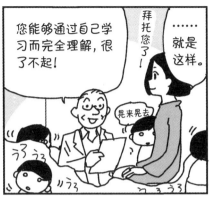

您能够通过自己学习而完全理解,很了不起!

拜托您了!

……就是这样。

晃来晃去

うう

うう

うう

中村母子的处方

处方

蛋白粉
维生素A、B族维生素、维生素C、维生素D、维生素E、烟酸(维生素B₃);ω3-脂肪酸;锌;镁;螯合铁(咀嚼片);incremin铁剂糖浆(补铁处方药)。

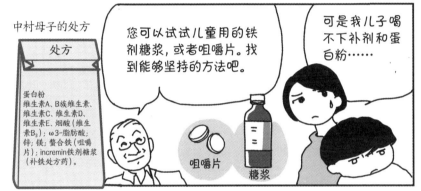

您可以试试儿童用的铁剂糖浆,或者咀嚼片。找到能够坚持的方法吧。

可是我儿子喝不下补剂和蛋白粉……

咀嚼片

糖浆

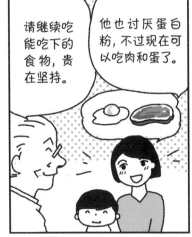

请继续吃能吃下的食物,贵在坚持。

他也讨厌蛋白粉,不过现在可以吃肉和蛋了。

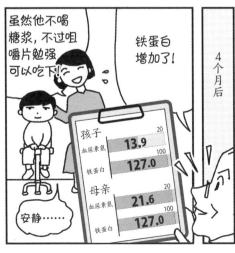

虽然他不喝糖浆,不过咀嚼片勉强可以吃下!

铁蛋白增加了!

4个月后

安静……

孩子		
血尿素氮	13.9	20
铁蛋白	127.0	100
母亲		
血尿素氮	21.6	20
铁蛋白	127.0	100

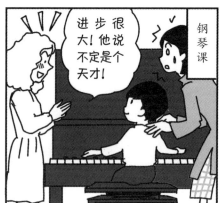

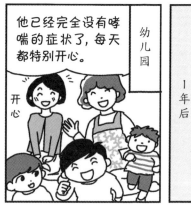

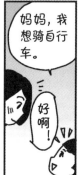

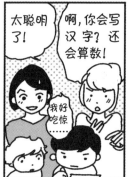

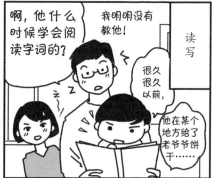

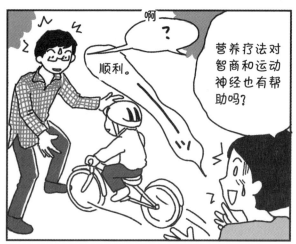

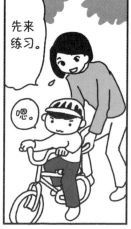

治疗从引导孩子好好说话开始

中村（化名）女士的儿子总是安静不下来、语言发育迟缓，她为儿子的发育问题所困扰。通过网络，她浏览了我的博客，对营养疗法产生了浓厚兴趣。她开始自学有关营养补剂的知识，通过在诊所进行的检查，她发现儿子身体内的铁蛋白值偏低，于是开始改善饮食，控制糖的摄入并增加铁和蛋白质的摄入量。

最先感受到营养疗法的效果——身体状况好转的是母亲本人。一段时间后，她不再容易疲劳，也不再焦躁。

母亲为儿子的发育问题而苦恼，往往不知道如何控制情绪，结果变得焦躁易怒，最终只能拿孩子出气。其实，只要能够控制情绪就能愉快地度过每一天。

后来，当中村女士带儿子来诊所问诊的时候，已经能够平静地面对总是安静不下来的儿子了。

■ 智力明显提高

男孩在施行营养疗法的初期无法久坐，总是静不下来，因此无法正常参加集体活动。更离谱的是他几乎没办法好好说话，弯腰驼背，而且还有哮喘。鉴于此，除了建议母亲采用高蛋白低糖饮食之外，我还为男孩开了螯合铁、各种维生素、ω-3脂肪酸。

为了让男孩的身体更好地吸收蛋白质，加快改善速度，我在处方里增加了补铁处方药——incremin铁剂糖浆，不过因为男孩不愿意喝，我又给母子两人推荐了咀嚼片。每一片咀嚼片含有27mg铁，我建议男孩每天吃3~4片。

另外，我建议母亲尽量在此基础上给儿子补充有安神效果的烟酸、能促进食欲的锌和对神经有放松效果的镁。

4个月后，男孩已经可以正常与人对话，明显变沉稳了。虽然他依然不愿意喝蛋白粉，但中村女士仍在严格控制儿子的饮食，始终坚持高蛋白低糖饮食。我能看出，营养疗法的效果已经在男孩身上充分显现出来——男孩的身体能够挺直，所以能够端正地坐好了。

进行营养治疗一年后，男孩每天都能充满活力地在幼儿园里奔跑，正常参与合唱等集体活动。另外，他还无师自通地学会了读写和算数，而且在没有进行过具体的练习的情况下掌握了骑行技巧。

此时男孩身体内的铁蛋白值已经超过200ng/mL，所以他可以停止服用铁剂，但仍然需要继续服用维生素补剂。当然，他还在一直坚持高蛋白低糖的饮食，已经可以喝下"体重（kg）×2g"的蛋白粉了。男孩现在的体重是20kg，所以每天会喝下40g蛋白粉。

其他病例同样如此，只要能够为身体补充足够的营养，平均3~6个月后大脑就能完好地发育，神经递质可以顺畅地传递各种信息。半年后，智商能够平均提高20左右，如果常年坚持补充足够的营养，就能收到更好的治疗效果。

一年以后，男孩的智商已处于正常范围内，进入小学后一定会有更大的飞跃。

总而言之，重点在于要促进孩子的神经发育，关键在于持续为身体提供必要的营养成分。这样一来，学习、生活和运动上的问题就能从根本上得到解决。

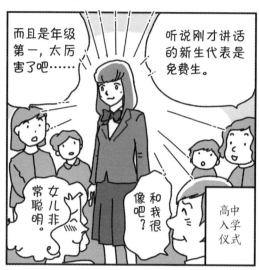

而且是年级第一，太厉害了吧……

听说刚才讲话的新生代表是免费生。

女儿非常聪明。

和我很像吧？

高中入学仪式

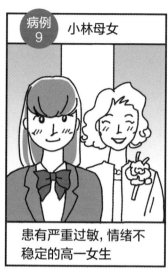

病例9 小林母女

患有严重过敏，情绪不稳定的高一女生

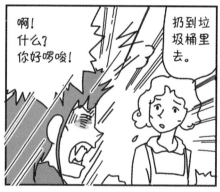

啊！什么？你好啰唆！

扔到垃圾桶里去。

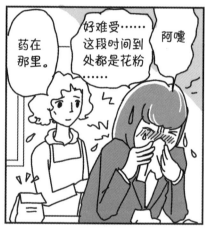

好难受……这段时间到处都是花粉……

阿嚏

药在那里。

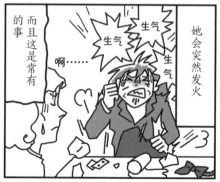

而且这是常有的事

啊……

生气 生气 生气 生气

她会突然发火

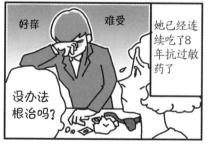

好痒 难受

没办法想治吗？

她已经连续吃了8年抗过敏药了

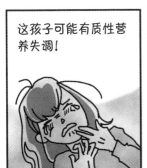

这孩子可能有质性营养失调！

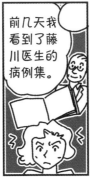

前几天我看到了藤川医生的病例集。

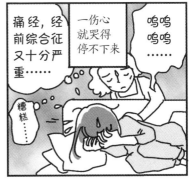

痛经，经前综合征又十分严重……

一伤心就哭得停不下来

呜呜呜呜……

糟糕……

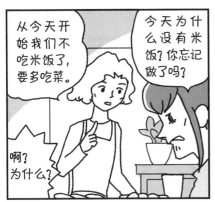

从今天开始我们不吃米饭了，要多吃菜。

今天为什么没有米饭？你忘记做了吗？

啊？为什么？

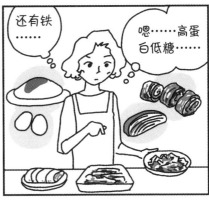

还有铁……

嗯……高蛋白低糖……

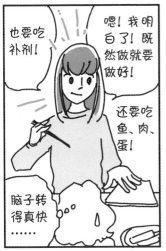

也要吃补剂！

嗯！我明白了！既然做就要做好！

还要吃鱼、肉、蛋！

脑子转得真快……

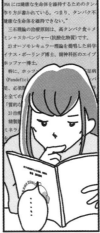

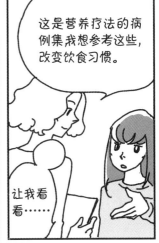

这是营养疗法的病例集我想参考这些，改变饮食习惯。

让我看看……

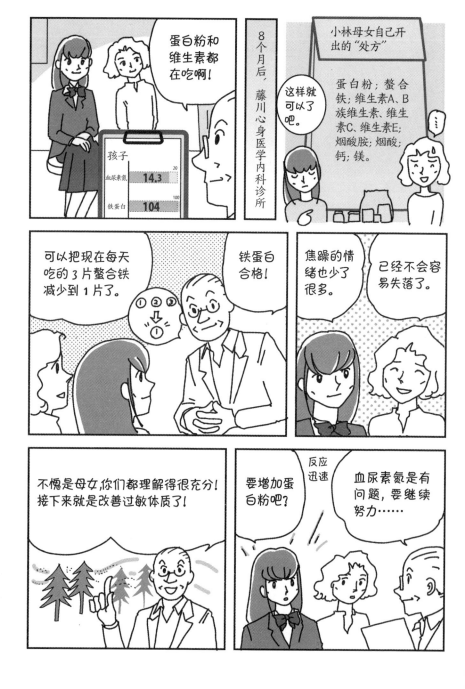

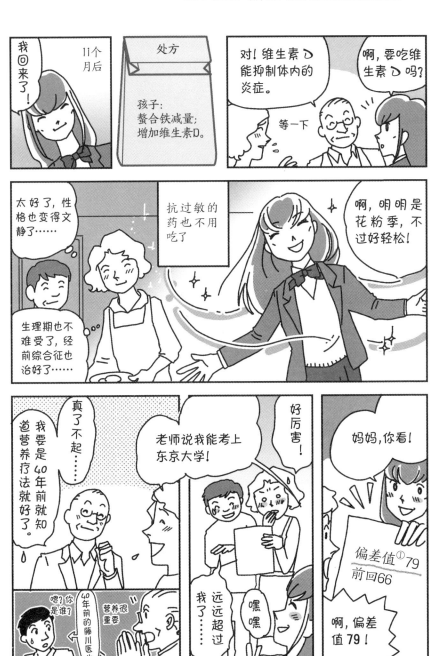

① 偏差值：相对平均值的偏差数值，是日本学生智力、学力标准，数值越高表示成绩越好。

不要把所有症状归结为抑郁

小林（化名）女士最担心的并不是女儿的问题行为，而是女儿常年来为过敏症状所困扰，总是容易发脾气，毫无征兆就伤心地哭起来，而且一哭就停不下来，情绪极其不稳定。女儿患有鼻炎，所以已经连续8年服用抗过敏药了，尽管如此，每到花粉季，过敏症状依然会加重。

后来，母女俩知道了我的营养疗法，甚至看了我总结的病例集，母亲这才意识到女儿可能有质性营养失调的问题，于是开始施行不吃米饭只吃菜的高蛋白低糖饮食。

■补充维生素以促进激素分泌

爱学习的小林女士仔细研读了我总结的病例集，为了获得更准确的信息，她带女儿来到我的诊所问诊。当时，母女俩已经养成了服用营养补剂的习惯。

因为补剂发挥了效果，血液检查结果显示女孩身体内的铁蛋白值超过了100ng/mL，不过血尿素氮还是有些低……我刚说完血检结果，女孩就主动回答说："要增加蛋白粉吧？"这令我非常佩服。我建议她首先每天喝两次蛋白粉，早晚各一次，摄入量为"体重（kg）×1g"。

另外，我针对女孩的过敏症状在处方里增加了维生素D，让她不用再吃连续服用8年的抗过敏药了。一开始，女孩还有经前综合征的问题，这个问题在坚持补充营养的过程中逐渐得到改善，月经出血量也有所减少。

控制女性身体的雌激素（卵泡激素）和孕激素（黄体激素）的辅酶是维生素C和维生素E，所以只要平时注意补充维生素C和维生素E就能维持身体内环境的平衡。

施行营养疗法的4个月后，女孩不仅情绪稳定，学习有所进步，偏差值竟然提高了13（从66到79）！

8个月后的血液检查中，女孩体内的铁蛋白值已经超过100ng/mL，所以我建议将一开始所开处方中的每天吃3片的螯合铁减至每天吃1片螯合铁。

即便孩子没有发育障碍的问题，补充铁、蛋白质和维生素同样可以改善情绪不稳定的问题。施行营养疗法，有发育障碍的孩子能恢复健康，原本就正常的孩子也能变得更加优秀。小林女士的女儿就是最好的例子。

我想强调的是医生不应该轻易将处于发育过程中的有情绪问题的孩子诊断为患有抑郁，当然也不能轻率地开出治疗抑郁症的处方药。很多人认为情绪不稳定等于抑郁，但是我对此持有不同的看法。

病例中的这个花季女孩还在上高中，正处于多愁善感的时期，情绪不稳定是常有的事。而且，因为是月经开始的年龄，这个年龄段尤其容易缺铁，所以情绪不稳定也是情有可原的。其实，她的情绪不稳定只是由于质性营养失调变得明显而已。